AURELIA

W0297463

DR. MED. ULRIKE KEIM, CHRISTIAN W. ENGELBERT

Start in die besten Jahre

Das biologische Anti-Aging-Programm

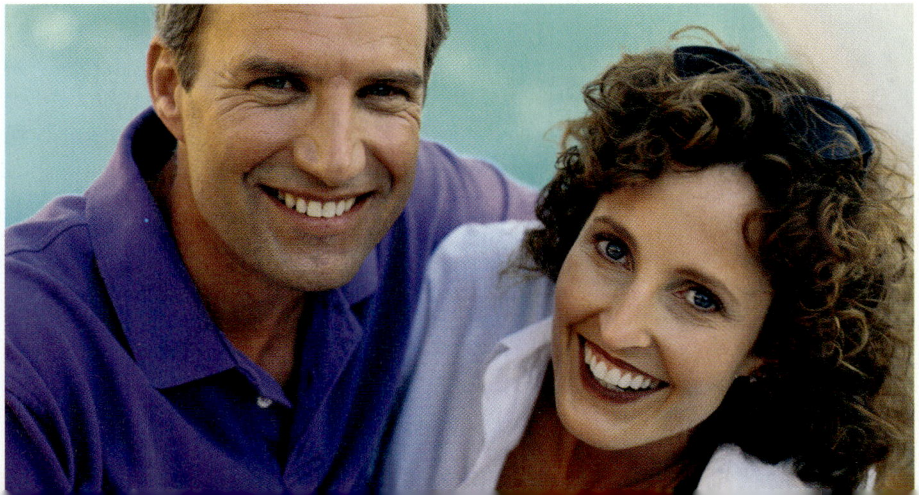

Inhalt

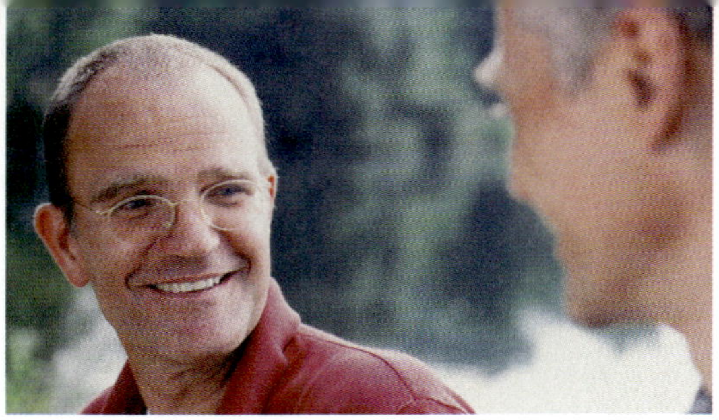

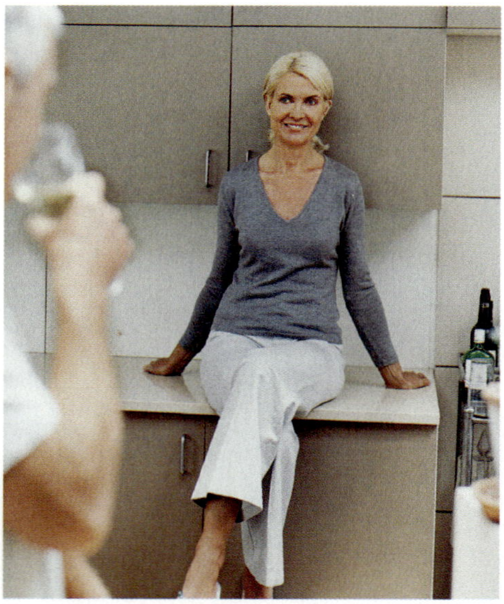

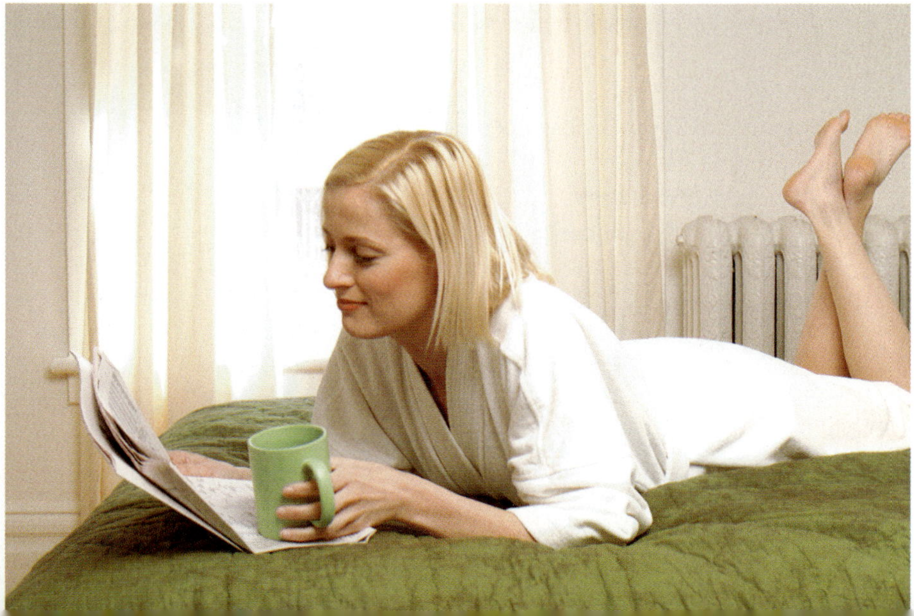

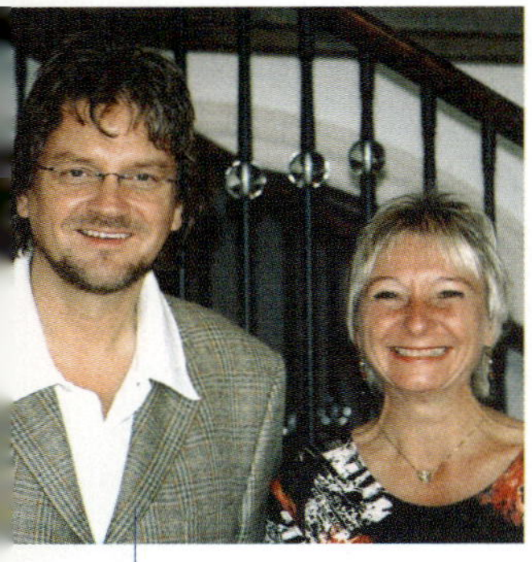

Dr. med. Ulrike Keim
Christian W. Engelbert

Vorwort

„Hand aufs Herz – Haben Sie nicht auch schon einmal insgeheim von der ewigen Jugend geträumt? Der Wunsch nach dem Jungbrunnen, die Hoffnung den Alterungsprozess umzukehren ist so alt wie die Menschheit selbst ...“, so oder ähnlich beginnen viele Ratgeber zum Thema Anti-Aging. Im Mittelpunkt steht das unbedingte Interesse schöner und jünger zu sein – und am besten auch zu bleiben. Uns hat der Begriff Anti-Aging nie so recht behagt, ist er doch mit viel Oberflächlichem, ja mit Äußerlichkeit verbunden. Wir hingegen möchten Ihnen einen Ratgeber an die Hand geben, den Sie als einen Begleiter schätzen lernen.

Um den „Zenit des Lebens“ herum können wir sehr wohl erfolgreich gegen Alterungsprozesse agieren. Aber nur in Verbindung mit der eigenen Aktivität! Erwarten Sie jugendliche Frische durch Pillen, Hormone und Cremes, verbunden mit der Wunder-Blitz-Diät – dann legen Sie dieses Buch jetzt schnell und unbesehen wieder ins Regal. Und freuen sich über das gesparte Geld. Wenn Sie uns aber auf dem Weg der Naturheilkunde begleiten, stellen wir Ihnen bewährte, aber auch neue, wohltuende und erfolgreiche Anwendungen vor, mit deren Hilfe Alterungsprozesse wirksam verlangsamt werden können.

Wie gesagt: Ohne Ihr Mitwirken, ohne Eigenverantwortlichkeit geht es aber nicht. Doch Sie werden schnell spüren, dass das eigene Tun neben ungeahnten Effekten auf Ihr Wohlbefinden auch richtig Spaß macht! Übrigens sind unsere Programme und Empfehlungen jahrelang praktisch erprobt. Und etliche Heilpflanzen und Gesundheitstipps sind seit einigen tausend Jahren bewährt! Wir wünschen vergnügliches Stöbern in unserer naturheilkundlichen Schatzkiste – und viel Erfolg beim „Jungbleiben“.

Bonn und Zeven-Bademühlen, im Mai 2005

Dr. med. Ulrike Keim
Christian W. Engelbert

Geleitwort

„Mit 66 Jahren, da fängt das Leben an", so sang Udo Jürgens 1977, und wir alle dachten, das ist witzig, aber unrealistisch. Heute ist der Sänger über 70 und lebt es uns vor – er ist immer noch fit und genießt sein Leben.

Wir alle möchten in Würde, guter Gesundheit und mit hoher Lebensqualität alt werden. Doch das sollte nicht in „Jugendwahn" ausarten, wie er heute weit verbreitet ist: künstlich das optische Alter zu verschleiern und dafür medizinische Maßnahmen anzuwenden, die unter Umständen mit einem Gesundheitsrisiko einhergehen.

Viel besser ist es, das Altern als Teil eines natürlichen Ablaufs zu respektieren und nur bei Störungen der Gesundheit regulierend einzugreifen. Vernünftiges Anti-Aging bedeutet auch nicht, dass wir alle in Zukunft Hormone schlucken oder uns unters Messer des Schönheitschirurgen legen müssen, um jugendlich bleiben zu können.

Die Naturheilverfahren waren von jeher geeignet, die Vitalität und Lebensfreude zu fördern und eine echte Entwicklung der individuellen Gesundheit zu ermöglichen. Viele dieser Verfahren wirken am besten, wenn wir sie in der Prävention so früh wie möglich einsetzen.

Dieses Buch beinhaltet die ausführliche Darstellung aller wichtigen und bewährten natürlichen Therapiekonzepte und stellt ein ebenso umfassendes wie innovatives Anti-Aging-Programm vor. Auch die so wichtige Vorbeugung gegen typische Altersbeschwerden, die in den meisten Anti-Aging-Ratgebern bislang kein Thema war, gehört zum Gesamtkonzept. Leserinnen und Leser mit und ohne Vorkenntnisse werden hier alle wichtigen Informationen für ihr ganz persönliches Programm finden.

Übrigens: Wenn man die Autoren kennt, so sieht man sofort, dass sie erfolgreich das Thema beherrschen – beide sind die jüngsten 50-Jährigen, die ich kenne.

Baden-Baden, im Mai 2005

Dr. Klaus Küstermann
Präsident der Internationalen Gesellschaft für Biologische Medizin

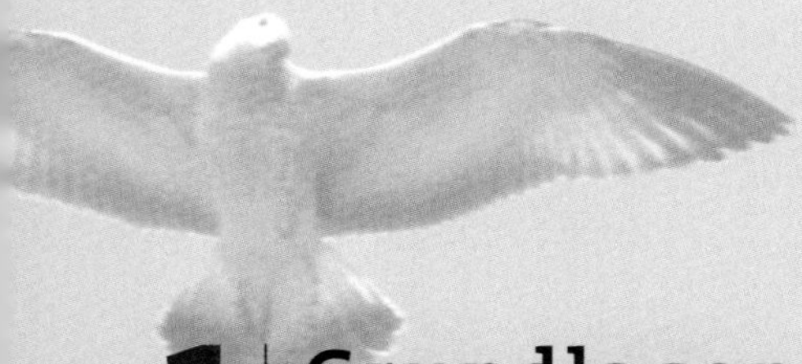

1 Grundlagen

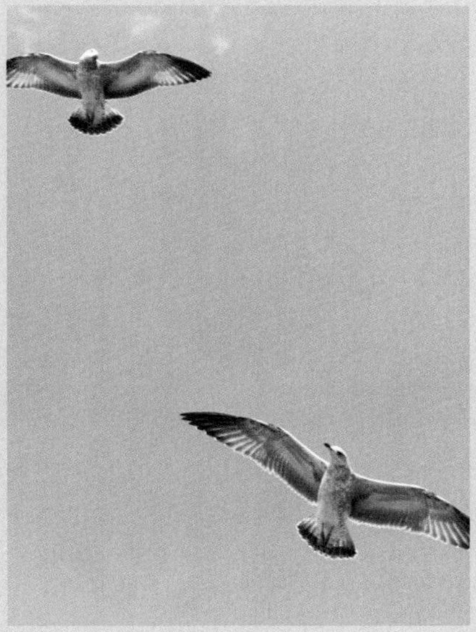

1 | Grundlagen

Noch nie war die Sehnsucht nach ewiger Jugend stärker ausgeprägt als in den letzten Jahren. Gleichzeitig gehören Alter oder Älterwerden zu den eher unliebsamen Themen. Die Medien und die Werbung spielen eine sehr große Rolle bei der Vermittlung dieser „Werte". Mit einem Schlagwort beschrieben: Alle wollen immer älter werden, aber keiner will alt sein.

Auch aus diesem Grunde wird das Alter aus unserer Gesellschaft „ausgesperrt". Dabei gehört der Lebensabschnitt „Alter" untrennbar zu unserer Biographie, ist vielleicht der wichtigste im Leben.

Weise-Werden

In allen großen Kulturen gab und gibt es Anleitungen, Rezepturen und Lebensregeln um das Altern hinauszuzögern – um „gesund zu altern". Doch in Indien, Ägypten oder China zum Beispiel wird dem Alterungsprozess, dem „Weise-Werden", gleichzeitig gebührender Respekt erwiesen.

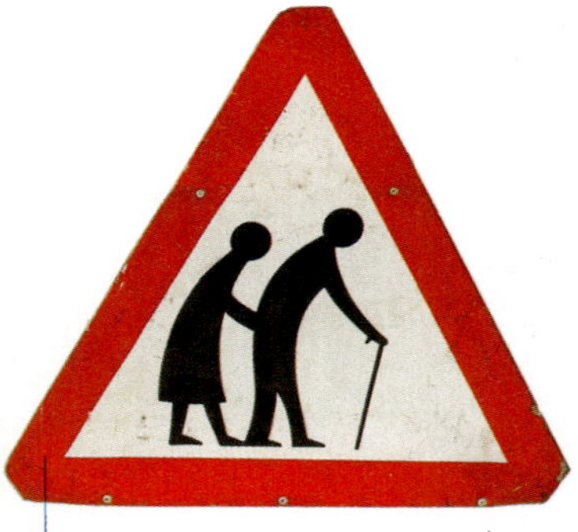

Wollen wir das wirklich? Wir sollten das Alter nicht so sehr aus unserem Blickfeld ausschließen.

Wie trostlos sieht es in vielen Altenheimen aus. Zu Hause hat niemand mehr Zeit (und die Kenntnisse) für die Betreuung der Senioren. Die hauptberuflichen Pflegedienste sind zeitlich in vielen Fällen überfordert. Wie grotesk wirkt auf der anderen Seite die zwanghaft gelebte Jugendlichkeit anderer, die das Alter mit aller Macht wegschieben wollen. Die geliftete Haut scheint faltenfrei, das Make-up wirkt wie Tünche, die Perücke verbirgt das lichte Haar. Und doch ist das Alter für die Umgebung spürbar.

Auch das Verhältnis junger Menschen zu den Älteren hat sich gewandelt. Alt zu sein ist out, Respekt vor Erfahrung und Reife ist Mangelware. In den Betrieben gehört man mit 50 Jahren zum alten Eisen, ein erfahrener Mitarbeiter – verheiratet, zwei Kinder – ist kurzerhand zu teuer. In den westlichen Industrienationen wird Altern mit Leistungsverlust und äußerem Verfall gleichgesetzt, entsprechend dem „Wertverlust" eines alten Autos. Im Verhältnis von Jung zu Alt spiegelt sich unsere materialistische Weltanschauung.

„Alter“ – eine Krankheit? | 1.1

In einem medizinischen Lehrbuch findet sich der folgende „aufmunternde“ Satz: „Altern ist prinzipiell nicht therapierbar!“ Na, das macht Mut! Doch lassen wir uns davon nicht irritieren: Der Alterungsprozess ist definitiv **KEINE KRANKHEIT**.

Trotzdem versucht die aktuelle Anti-Aging-Welle, die natürlichen Alterungsprozesse mit Gaben von synthetischen Hormonen sowie hoch dosierten Vitaminen, Spurenelementen und Mineralien mit Gewalt aufzuhalten. Dieser Eingriff in fein abgestimmte und komplizierte Regelkreise des Organismus führt nicht selten zu unangenehmen, ja ernsten Nebenwirkungen.

Erinnert sei hier an die jahrzehntelang praktizierte, unkritische Hormongabe bei Frauen in den Wechseljahren. Das Ziel war es, der Knochenentkalkung (Osteoporose) vorzubeugen und die Lebensqualität zu verbessern. Doch viele Frauen haben auf die künstliche Hormongabe mit Nebenwirkungen reagiert. Darüber hinaus zeigten große Studien der letzten Jahre sogar, dass eine Hormongabe die Bildung bösartiger Tumore fördern kann.

In diesem Buch wird das Älterwerden nicht als Makel oder als Krankheit betrachtet. Daher werden hier auch keine synthetischen Medikamente „gegen“ diesen ganz natürlichen Prozess vorgeschlagen – es gibt viel Besseres!

Lebensphasen | 1.2
Wann beginnt das Alter?

In welcher Lebensphase des Menschen beginnen nun eigentlich die Alterungsprozesse? Befragen wir dazu einmal Prominente. Erinnern Sie sich noch an Pippi Langstrumpf, die kesse kleine Schwedin mit roten Haaren und Sommersprossen? Generationen von Kindern und Erwachsenen hat sie mit ihren Abenteuern begleitet.

Pippi hat eine interessante Meinung zum Alter: „Ja, die Zeit vergeht und man fängt an alt zu werden. Im Herbst werde ich zehn Jahre alt, und dann hat man wohl seine besten Tage hinter sich.“ Johannes Heesters verriet an seinem 100. Geburtstag sein Rezept zum gesunden Altwerden: „Jeden Tag arbeiten und – singen.“

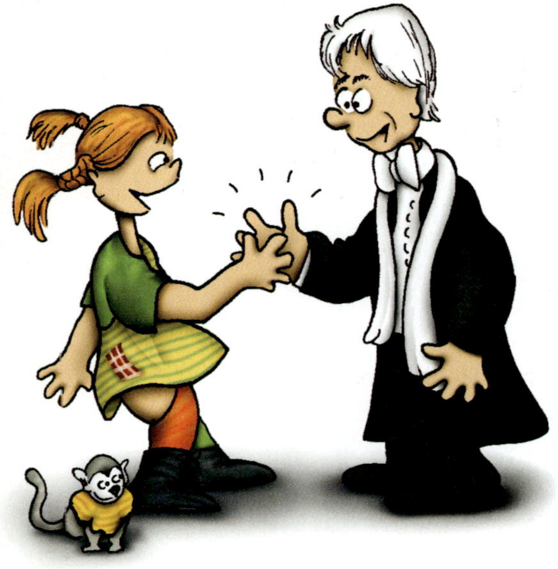

Ob ganz jung oder ganz alt – jeder hat so seine Ansichten über das Altwerden.

Nun, Pippi Langstrumpf hat gar nicht so Unrecht: Streng genommen beginnt das Altern – nämlich das „Älter-Werden" – sogar gleich nach der Geburt. Doch schauen wir zunächst gemeinsam auf die drei großen Phasen unseres Lebens. Sie gehen fließend ineinander über, haben aber doch ihre Schwerpunkte.

> **KINDHEIT UND JUGEND:** Alles beginnt mit „Kindheit und Jugend". Wachstum beherrscht diesen Abschnitt des Lebens. Längenwachstum, Ausbildung der Muskeln und Sehnen, Heranbildung der Organe wie Leber, Milz, Nieren und Gehirn. Nicht selten stöhnen die Eltern, dass die Hosen schon wieder zu kurz geworden sind. Die Individualität ist noch nicht voll ausgeprägt, man sieht noch nicht genau, was aus dem Dreikäsehoch einmal werden wird.

Und wann ist der Organismus endlich ausgewachsen? Mit 16, wenn politisch gewählt werden darf? Mit 18 Jahren – Zeitpunkt der „Volljährigkeit" und des Führerscheins? Der Mensch hat erst mit 21 Jahren seine körperliche Entwicklung abgeschlossen – früher erlangte man die Volljährigkeit mit diesem Alter. Kein Lebewesen auf der Erde benötigt eine derart lange Wachstumsphase!

> **REIFE- UND ERWACHSENENZEIT:** Als nächster Lebensabschnitt folgt die Reife- und Erwachsenenzeit. Lehre, Ausbildung, Studium; ein Beruf wird ergriffen. Wir entscheiden, welchen Weg wir gehen, wann und ob wir eine Familie gründen wollen und wie wir unsere Zukunft planen. Die Individualität ist nun voll ausgeprägt.

> **ALTER:** Der letzte Lebensabschnitt ist geprägt vom Alter. Erinnern Sie sich noch an Ihre Großeltern? Oft haben wir als Kinder zu Oma und Opa ein ganz besonderes Verhältnis. Sie haben ihre Lebenserfahrungen an uns weitergegeben – Erfahrungen ohne „erhobenen Zeigefinger". Im Alter haben wir auch die Aufgabe, das selbst Erfahrene abzugeben, andere aus der eigenen Weisheit schöpfen zu lassen. Das wird durch die weitere Entwicklung der geistigen Fähigkeiten möglich.

In welcher der drei Lebensphasen beginnt nun „das Alter“? Bitte bekommen Sie jetzt keinen Schreck: Die biologischen Funktionen werden etwa ab dem 35. bis 40. Lebensjahr schwächer. Und somit beginnt um das 40. Lebensjahr das Alter! Natürlich sind wir mit 42 noch nicht alt – im Gegenteil, wir befinden uns auf dem Höhepunkt unserer Schaffenskraft. Und doch treten wir in einen Zeitraum ein, der nach dem 7-Jahres-Rhythmus zum Abschnitt „Alter“ gehört. Ob wir wollen oder nicht.

Endlich 42!

Wissen Sie, in welchem Alter man im alten Rom zum Senator gewählt werden durfte? Mit 42 Jahren. Das Wort „Senator“ leitet sich vom lateinischen *Senex* ab – und das heißt übersetzt nichts anderes als Greis.

Sie sehen, wir können nicht früh genug mit unserem inneren und äußeren Anti-Aging beginnen. Zum Trost für alle im Club „Ü 40“: Zu jedem Zeitpunkt nimmt der Organismus unsere Bemühungen dankbar auf.

Warum wir altern | 1.3

Betrachten wir die Faktoren, die uns altern lassen und die unser Altern beschleunigen. Die Schlussfolgerungen daraus werden uns helfen natürliche und wirksame Programme zu entwickeln, die ein erfülltes und gesundes Altern möglich machen. So, wie es das englische Sprichwort sagt: „Es ist leichter, das Pferd in die Richtung zu lenken, in die es läuft.“

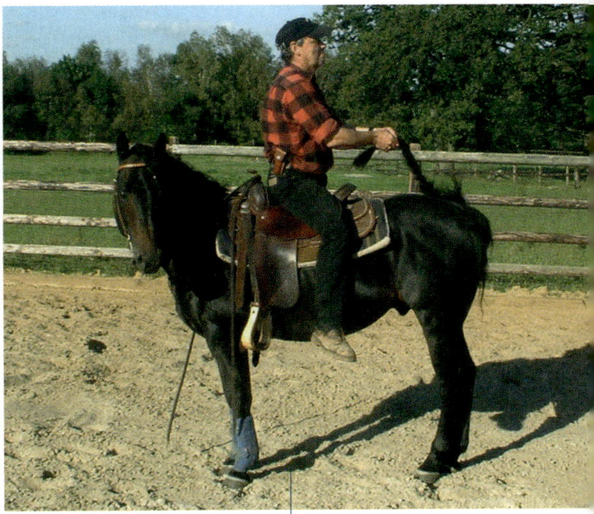

Warum wollen Sie es sich denn so schwer machen?

Hormonproduktion

Hormone sind Botenstoffe, die im gesamten Körper, bis in die kleinste Zelle hinein, die Regulation und Funktionsfähigkeit des Organismus beeinflussen. Sie sorgen für die Kommunikation zwischen verschiedenen Körperregionen, für den Informationsaustausch zwischen allen Strukturen. Hormone helfen auch beim Aufbau und der Reparatur wichtiger Zellen.

Gebildet werden die Hormone in Drüsen, die im Körper verteilt sind. Die Schilddrüse produziert zum Beispiel das so genannte Thyroxin. Dieses Hormon hat im gesamten Stoffwechsel wichtige Aufgaben: Der Eiweiß-, der Fett- und der Mineralstoffwechsel und auch das zentrale Nervensystem benötigen das Schilddrüsenhormon für ihre Arbeit.

Hormone, die für den Aufbau der Körpersubstanz verantwortlich sind, werden bereits ab dem 25. Lebensjahr in abnehmender Menge produziert. Natürlich gibt es bei diesem Prozess von Mensch zu Mensch erhebliche Unterschiede. In jedem Fall fördert der Rückgang der Hormonproduktion Abbauprozesse im Körper.

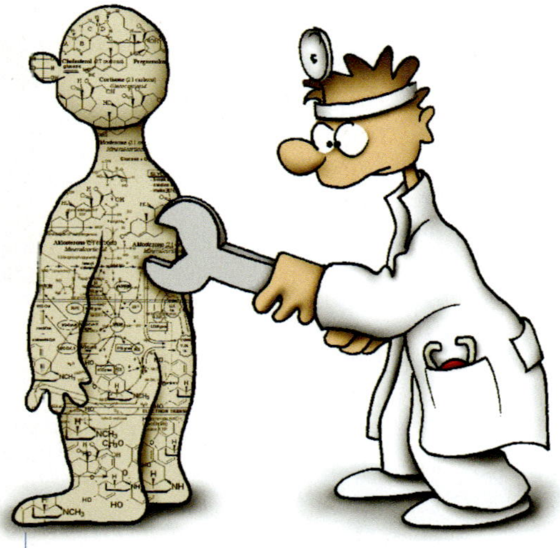

Wer hier an der falschen Stelle eingreift, kann leicht alles durcheinander bringen.

Sollte man dann nicht einfach die Hormone ergänzen? Nein. Zu komplex ist die Vernetzung, das sensible Wechselspiel der Hormone und der Stoffwechselfunktionen, um ohne sehr sorgfältige Abwägung und Diagnose mit dem Vielfachen der natürlichen Menge und mit synthetischen Präparaten in das Wunderwerk der inneren Organisation einzugreifen. Außerdem sind uns viele Stoffwechselvorgänge offenbar noch gar nicht bekannt.

Glücklicherweise steht ein großer Teil der Bevölkerung der hoch dosierten Hormongabe inzwischen zurückhaltend gegenüber. Wissen doch viele um die Nebenwirkungen, die bei hoher Gabe der lebensnotwendigen Hormone entstehen. Erinnert sei an das Cortison, das im Übermaß zu der gefürchteten Osteoporose (Knochenentkalkung) führen, bei allergischen beziehungsweise autoaggressiven Erkrankungen aber lebensrettend sein kann. Auch die Gegenanzeigen zur Hormonersatzbehandlung müssen beachtet werden – beim Prostatakrebs darf zum Beispiel kein Testosteron verabreicht werden. Jede Hormonanwendung muss kritisch und individuell vom Arzt geprüft werden. Eine qualifizierte Labordiagnostik sollte jeder Hormonersatztherapie unbedingt vorausgehen (siehe Kapitel 2, Seite 27).

Die seriöse Anti-Aging-Medizin empfiehlt, nur auffällig niedrige Hormonspiegel aufzufüllen, keinesfalls große Mengen zuzuführen. Auch rät sie zur Anwendung hormonähnlicher Stoffe, die in Pflanzen enthalten sind, da die synthetisch hergestellten Substanzen vom Körper schlechter verwertet werden. Häufig sind diese Phytohormone wirkungsvoll und ausreichend (siehe Seite 87).

Freie Radikale

Bestimmt haben Sie den Begriff „freie Radikale" schon häufig gehört. Was ist darunter zu verstehen? Freie Radikale sind Atome oder Moleküle, die ein oder mehrere ungepaarte, also freie Elektronen aufweisen. Die ungepaarten Elektronen sind sehr reaktionsfreudig und aggressiv, weil sie das Bestreben haben, sich „einen Partner zu suchen". Diese „Brautschau" geht gewaltsam vor sich: Das freie Elektron greift ein Elektronenpaar eines anderen Moleküls an und entreißt dem gepaarten Elektron seinen bisherigen Partner. Nun ist dieses ehemals gepaarte Elektron frei und benötigt seinerseits einen neuen Partner. Es kommt zu einer Kettenreaktion, die wir **RADIKALKETTE** nennen.

In unserem Organismus laufen täglich Millionen von Stoffwechselvorgängen ab, bei denen freie Radikale entstehen. Ja, unser ausgeklügeltes Immunsystem benutzt sie sogar als „Schlägertruppe": Sie leisten unspezifische Abwehrmaßnahmen, denn sie greifen „Eindringlinge" (z. B. Viren und Bakterien) an und können sie zerstören. Bei Eindringlingen ist das ein erwünschter Effekt. Aber im Körper herrschen dieselben Gesetze wie im täglichen Leben: Zu viele Radikale verursachen Probleme. Dann richten sich die aggressiven Effekte gegen körpereigenes Gewebe.

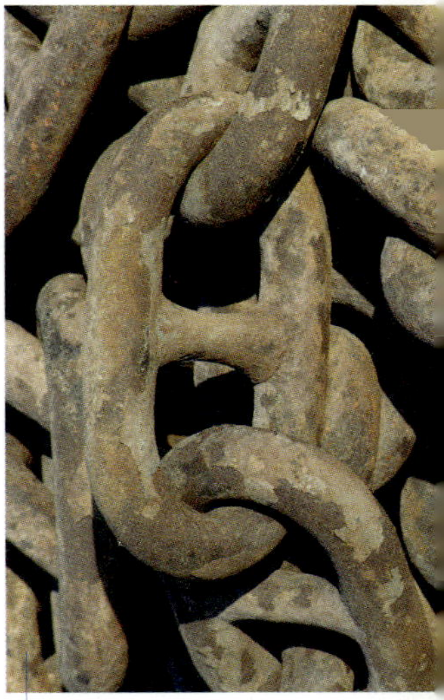

Freie Sauerstoffradikale lassen Eisen rosten, die Butter ranzig, Äpfel braun und Gummi spröde werden.

Normalerweise verfügt der Körper über genügend Mechanismen, um die gefährlichen Radikale schnell zu entschärfen. Vitamine, Spurenelemente, Mineralstoffe sowie etliche Enzyme schützen uns täglich als „Radikalfänger".

Mit zunehmendem Alter, aber auch durch Umwelteinflüsse und eine ungesunde Lebensweise verschiebt sich jedoch das Gleichgewicht. Die Anzahl der freien Radikale in unserem Körper nimmt dramatisch zu. So führt nur ein Zug an einer Zigarette zur Bildung von etwa einer Billion freier Radikale! Beim Abbau des Teers nach diesem fragwürdigen Genuss entsteht noch einmal eine unglaublich hohe Menge der aggressiven Sauerstoffverbindungen. Man kann sich leicht vorstellen, dass unter diesen Umständen die „Selbstverteidigung" des Körpers nicht mehr richtig funktioniert: Die freien Radikale gewinnen die Oberhand und greifen den Körper an. Die Radikalkette läuft ungebremst ab – mit der Folge, dass wir rascher altern.

Durch unsere vitalstoffverarmte Ernährung wird darüber hinaus auch noch die Zufuhr der Radikalfänger vermindert. So fehlen uns häufig die wichtigen Vitamine A, C, E und Beta-Carotin sowie Spurenelemente wie Zink und Selen. Auch das im Schlaf vom Organismus produzierte

Hormon Melatonin wird oft durch unsere Lebensweise (kurze Nächte, Schichtdienst, fehlende nächtliche Dunkelheit) vermindert gebildet. Dadurch kann es seine Schutzfunktion nicht mehr voll entfalten.

Trotz allem haben wir heute gute Möglichkeiten, uns gegen freie Radikale zu schützen und damit Alterungsprozesse zu verzögern. Wichtige Tipps finden Sie dazu im Kapitel 7.6 (siehe Seite 147).

Alterung des Immunsystems

Leider altert im Laufe des Lebens auch unser lebenswichtiges Immunsystem. Zellsysteme reagieren verlangsamt, Körperreaktionen erfahren eine Verzögerung, Abwehrprozesse kommen schleppender in Gang. So kann eine Lungenentzündung, die in der Jugend glimpflich verläuft, im Alter lebensbedrohlich sein.

Verlangsamte Reaktionen des Immunsystems führen gelegentlich auch zur Ausbildung von so genannten Autoaggressionskrankheiten. Der Organismus weiß dann nicht mehr zwischen fremden Schadstoffen und körpereigenen Stoffen zu unterscheiden und bekämpft sich selbst. Auch viele bösartige Erkrankungen werden unter anderem mit der Alterung des Immunsystems in Verbindung gebracht.

Die Biologische Medizin kennt effektive Maßnahmen der Stärkung und Stabilisierung des Immunsystems. Ein wichtiger und häufig unterschätzter Punkt ist die regelmäßige Bewegung: ob als moderates Ausdauertraining oder als vernünftige sportliche Betätigung – allerdings in Maßen und nach dem Motto: „Weniger ist mehr". Näheres zu diesem Thema finden Sie im Kapitel 3.5 (siehe Seite 50).

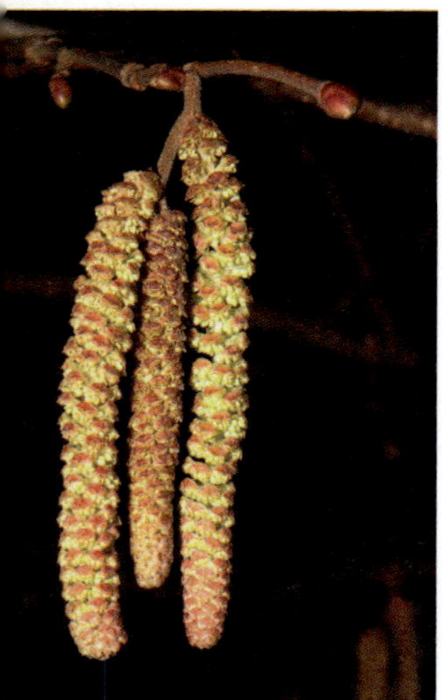

Bei Allergien reagiert das Immunsystem heftig – zum Beispiel auf Blütenpollen.

Allergien und Unverträglichkeiten

Allergien lassen einen manchmal „alt aussehen". Die Symptome sind lästig bis quälend, die Behandlung ist häufig erfolglos und verursacht Nebenwirkungen.

Eigentlich ist eine **ALLERGIE** eine Art „Übergesundheit". Das klingt zunächst merkwürdig. Folgendes geschieht: Fremdes, zum Beispiel Blütenpollen, gelangt an die Schleimhaut der Nase. Normalerweise setzt nun eine kurze Abwehrreaktion ein, das Niesen. Reagiert das Immunsystem jedoch zu langsam („schlafen die Torwächter"), überwindet der Eindringling die erste Barriere, die Schleimhaut der oberen Luftwege. Nun werden alle Abwehrmechanismen wachgerüttelt: Fremdes wird im Körper nicht geduldet! Mit aller Wucht reagiert das Immunsystem. In unserem Fall läuft die Nase heftig, dauernde Niesattacken sind die kräftige, aber späte Antwort: Die allergische Reaktion ist da. Es leuchtet ein, dass ein Immunsystem, das ständig unter solch starkem Stress steht, auch schneller erschöpft ist – der Organismus altert schneller.

Ähnlich ist es mit den **UNVERTRÄGLICHKEITEN**. In unserer Zeit sind es vor allem die Nahrungsmittelunverträglichkeiten, die große Probleme bereiten. Auch sie werden über das Immunsystem gesteuert, allerdings anders als bei der klassischen Allergie. Das Tückische daran: Die Reaktionen lassen zunächst nicht an Nahrungsmittel denken. Oder hätten Sie bei immer wiederkehrendem Herzstolpern eines herzgesunden Menschen eine Unverträglichkeit auf ein Lebensmittel vermutet? Von Blähungen bis zum Kopfschmerz, vom Hautausschlag bis zur depressiven Verstimmung reicht die Palette der möglichen Symptome. Die zweite Gemeinheit: Die Symptome treten nicht unbedingt sofort nach dem Essen auf. Verzögerungen von einem bis zu drei Tagen sind möglich.

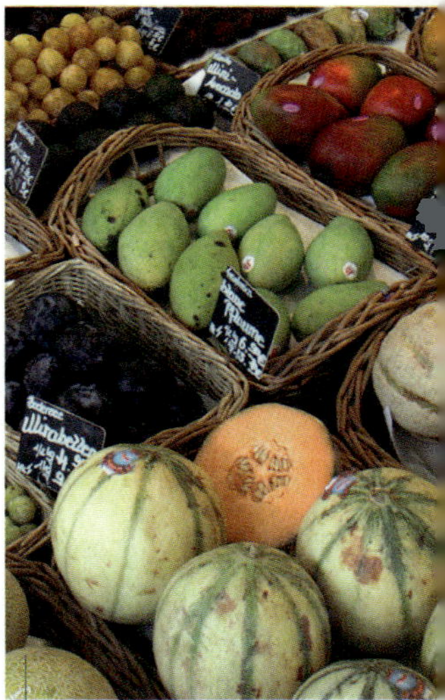

Wie reagiert unser Körper auf „Fremdes“ wie exotische Früchte oder Gewürze?

Die Ursache für Nahrungsmittelunverträglichkeiten ist die Überforderung des Immunsystems **DARM**. Kein anderes Organ hat so viel Kontakt mit verschiedensten Stoffen der Außenwelt. Täglich wird in unserem Darm Schwerstarbeit geleistet: Er erkennt die „Qualität“ der Nahrung, zersetzt sie in nutzbare „Einzelteile“, verarbeitet diese weiter und scheidet letztlich Unbrauchbares aus. Unser Immunsystem hat sich im Laufe vieler Generationen auf unsere heimischen Nahrungsmittel eingestellt. Es „kennt“ den je nach Jahreszeit wechselnden Rhythmus unserer Kost.

Wie aber sieht unsere Ernährung heute aus? Unbekanntes (zum Beispiel exotische Früchte, fremdartige Gewürze, Konservierungs- und Farbstoffe, Geschmacksverstärker) überfordert das Immunorgan Darm. Deswegen reagiert es auch nach längerer Reizüberflutung sensibel auf eigentlich ganz harmlose Lebensmittel wie Bananen oder Bohnen. Es handelt sich dabei nicht um eine typische Allergie. Eine besondere Zellgruppe des Abwehrsystems, die so genannten Immunglobuline der Klasse IgG4, vermittelt vielmehr eine Unverträglichkeit. Im Gegensatz zur echten Allergie, die über andere Abwehrmechanismen gesteuert wird, können Unverträglichkeiten erfolgreich behandelt und überwunden werden. Ob Allergie oder Unverträglichkeit – durch beides werden Stoffwechselprozesse gestört und das beschleunigt als Stressfaktor die Alterung. Echte Allergien sind schon länger über verschiedene Tests erkennbar (Haut- und Blutuntersuchungen). Seit einigen Jahren gibt es nun auch einen Labortest, der aus dem Blut die Überreaktionen bei Nahrungsmittelunverträglichkeiten erkennen kann (siehe Kapitel 2.2, Seite 32).

Blockierte Informationswege

Unser Krankheitsverständnis war lange (und ist bis in die heutige Zeit) von der Vorstellung einer „Linien-Beziehung" geprägt: Am Anfang der Linie steht zum Beispiel der Krankheitserreger, am Ende der Linie die Krankheit.

Lineares Krankheitsverständnis

Erreger → Krankheit

Virus → Lungenentzündung

Beim Verständnis des Schnupfens mag man dieser Vorstellung noch folgen: Hier der Virus, da der Schnupfen. Aber wie steht es mit dem (richtigen) Spruch: „Nasse Füße machen eine Schniefnase"? Hier weist der Volksmund auf die Vernetzung im Organismus hin. Viel wichtiger als der Erreger ist nämlich der „Boden", auf den er trifft. In unserem Beispiel: Die Unterkühlung der Füße (unten) lässt die Abwehr im Schleimhautbereich der Nase (oben) schwächeln. Der Schnupfen, nämlich die unangenehme vermehrte Schleimproduktion und das lästige Niesen, ist eine Leistung unseres Abwehrsystems – Ausscheidung des Eindringlings mit allen Mitteln! Auch die bekannten Fußreflexzonen spielen eine Rolle im vernetzten Geschehen.

Bei den chronischen Krankheiten versagt das lineare Denken vollends. Behandeln wir doch in der Schulmedizin bei Rheuma, Bluthochdruck und Arthrose lediglich die Symptome, meist indem wir sie unterdrücken. Von Heilung kann keine Rede sein.

Sollte man nicht eher dafür sorgen, dass die vernetzten Strukturen, zum Beispiel unsere Immunzellen, möglichst schnell auf Störungen reagieren können? Dann muss man den reibungslosen Informationsfluss im Organismus wieder möglich machen, um das zu stärken, was wirklich heilt – unseren Inneren Arzt!

Wie der Austausch von Informationen in unserem Körper funktioniert, wissen wir heute recht gut. Zu Zeiten des großen Arztes Rudolf Virchow (1821–1902) glaubte man, dass sich die Zellen direkt von Zellwand zu Zellwand austauschen. In den fünfziger Jahren des vergangenen Jahrhunderts fand jedoch der Zellforscher Alfred Pischinger, Professor an der Universität Wien, heraus, dass die Informationen nicht direkt von Zelle zu Zelle weitergegeben werden, sondern dass sie erst die so genannte **INTRAZELLULÄRE MATRIX** passieren müssen. Das ist die Substanz, die sich zwischen den Zellen befindet: Sie besteht aus Bindegewebe, besonderen Zucker-Eiweiß-Strukturen und Wasser. Die Matrix ist heute wissenschaftlich bewiesen und wird intensiv beforscht.

Pischingers logische Folgerung aus seiner Entdeckung: Nur wenn der Weg durch die Matrix frei ist, kommen die Informationen von Zelle zu Zelle auch an. Er nannte seine Theorie das „System der Grundregulation".

Danach ist eine „verstopfte Matrix" wie die Autobahn am Freitagnachmittag: Man kommt auf seinem Weg nicht voran (Botenstoffe wie beispielsweise unsere Hormone), erreicht sein Ziel viel zu spät (verzögerter Informationsfluss) und die Wartenden werden ungeduldig oder böse (Zellen reagieren mit Fehlfunktionen, können entarten).

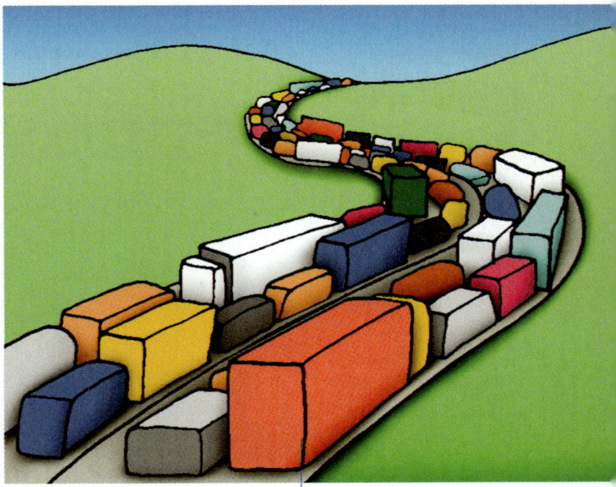

Wie eine überfüllte Straße kann man sich die „verstopfte Matrix" vorstellen.

Durch Stoffwechselstörungen entstehen auf diese Weise Barrikaden an Zellwänden, die sich miteinander vernetzen können. So wird ein regelrechtes Knäuel gebildet, durch das es kein Durchkommen gibt. Einer dieser Prozesse wird „die Verzuckerung der Zellwände" genannt. Auf kompliziertem Weg entstehen Zuckermoleküle, vernetzen sich wie Barrieren und blockieren die Zellwände. So als wäre Ihre Haustür von außen mit Betonplatten verstellt und ein Öffnen unmöglich.

„Matrixverstopfer" gibt es heutzutage leider mehr als genug. Umweltgifte, falsche Ernährung, Nikotin – ja, sogar chemische Medikamente können den Informationsweg zwischen den Zellen blockieren. So lassen sich unter anderem auch die Nebenwirkungen von Medikamenten erklären. Und immer wieder gilt das gleiche Prinzip: Die resultierenden Stoffwechselstörungen führen zu beschleunigtem Zellabbau – und damit zu rascherer Alterung. Die Biologische Medizin bietet diverse Möglichkeiten an, die Matrix zu reinigen (siehe Kapitel 3.6 bis 3.8, Seite 52).

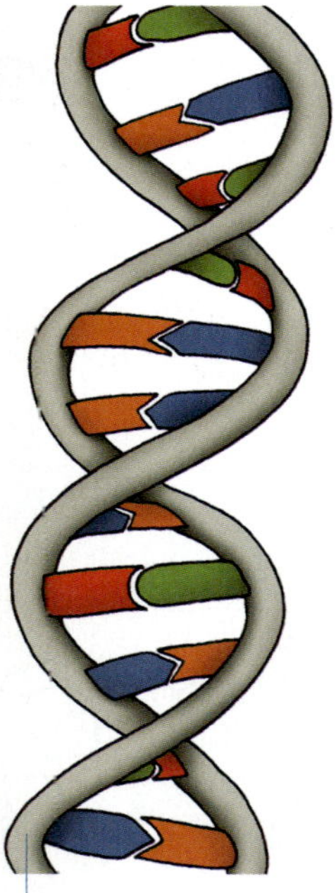

Doppelhelix nach Watson und Crick

Genetische Veranlagung

Die Altersforschung der letzten Jahre hat es deutlich gezeigt: Die Gene spielen auch beim Altern eine wichtige Rolle. So können Veränderungen an den Erbbausteinen, den Chromosomen, beschleunigte Alterungsprozesse bewirken. Bei einigen Veränderungen des Erbgutes finden wir einen frühzeitigen Altersabbau mit Demenz.

Man hat aber auch „gute“ Gene gefunden. So beeinflusst es die Blutdruckregulation positiv, wenn eine größere Menge des Hormons ACE (Angiotensin Converting Enzyme) vorhanden ist.

Warum wir altern

- Nachlassende Hormonproduktion
- Schädigung der Zellen durch freie Radikale
- Alterung des Immunsystems
- Allergien und Unverträglichkeiten
- Blockierte Informationswege
- Genetisch bedingtes Altern

1.4 | „Altersbeschleuniger“

Sie wissen nun, welche Prozesse generell bewirken, dass wir altern. Doch es gibt Faktoren, die diese allgemeinen Prozesse noch beschleunigen. Sie gilt es zu vermeiden oder zumindest einzuschränken. Die wichtigsten „Altersbeschleuniger“ sind

- Stress
- fehlender Lebensrhythmus
- Reizüberflutung
- Bewegungsmangel
- Ernährungsfehler.

In den folgenden Abschnitten lesen Sie, wo die Probleme bei diesen fünf Faktoren im Einzelnen liegen.

Stress

Gesundes Gleichgewicht

In jedem Lebensalter dankt es uns der Organismus, wenn wir uns um ein gesundes Gleichgewicht von Spannung und Entspannung bemühen. Es ist nie zu spät, damit zu beginnen! Fangen Sie bei Kindern und Enkelkindern an.

Stress gehört zum Leben und schadet nicht – wenn wir nicht zu viel davon haben. Dann kann Stress einen „alt aussehen“ lassen. Nun kennen wir alle in heutiger Zeit das Zuviel an Stress im täglichen Leben: ständiger Zeitdruck, Stress bei der Arbeit, Stress im Privatleben – manchmal sogar Stress in der Freizeit und im Urlaub. Wie machtlos stehen wir oft davor und meinen, das nicht ändern zu können. Stress führt zu Gewebeübersäuerung, erhöht den Blutdruck und beeinträchtigt den Zuckerstoffwechsel. Damit ist Stress im Übermaß ein „Altersbeschleuniger“.

Und ab welchem Alter geht das los? Ein Beispiel: Eine Mutter stellt ein zehnjähriges Kind mit einer fieberhaften Bronchitis in der Sprechstunde vor. Ausgestattet mit biologischen Heilmitteln, soll das Kind zunächst eine Woche häusliche Ruhe einhalten. Entgeistert schaut die Mutter den Arzt an. Eine ganze Woche zu Hause? Aber das Kind schreibt in der Schule doch zwei Arbeiten und kommt nach einer Fehlwoche gar nicht mehr mit dem Lernstoff hinterher! Werden Sie da nicht auch hellhörig?

Gestörter Lebensrhythmus

Tag und Nacht, Ebbe und Flut – unser Leben ist geprägt von Rhythmen.

Unser Leben auf der Erde ist geprägt von Rhythmen. So wechseln Tag und Nacht, Hell und Dunkel. Aber auch Vollmond und Neumond, Ebbe und Flut, Sommer und Winter. Es sind im Wesentlichen die kosmischen Rhythmen, die unser Dasein strukturieren. Unser Körper kennt ebenfalls Rhythmen: Schlafen und Wachen, Sprechen und Schweigen, Einatmen und Ausatmen, Essen und Verdauen.

Ist unser Rhythmus gestört, gibt es Funktionsbeeinträchtigungen im gesamten Organismus. Wir kennen das Phänomen, wenn wir Säuglinge und Kleinkinder auf Reisen mitnehmen: Aus dem geordneten Tages- und Nachtablauf herausgerissen, reagieren die Kleinen oft mit Schlafproblemen, quengeln oder bekommen sogar Fieber. Bei unserer heutigen Lebensweise sind „Rhythmusstörungen“ fast selbstverständlich: Denken Sie nur an Schichtdienst, unregelmäßiges Essen, das Ungleichgewicht von Wachen und Schlaf. Diese gestörten Lebensrhythmen mit geringerer Erholung und Regeneration fördern Alterungsprozesse.

Reizüberflutung

Die Stille des Waldes, das Zwitschern der Vögel, das sanfte Rauschen des Meeres – Quellen der Kraft, Schutz vor schneller Alterung. Hektischer Autoverkehr, grelle Farben, permanente Musik- und Fernsehberieselung – heutige Realität.

Die dauernde Überflutung mit unnatürlichen Reizen führt nachweislich zu Beschwerden und beschleunigten Alterungsvorgängen. Während gesunde Reize für das Leben wichtig sind, bereiten unsere alltäglichen Überlastungen bereits im Kindesalter den Boden für beschleunigtes Altern. Hier sind alle gefragt: Eltern, Lehrer und Mediziner müssen immer wieder um ein Gleichgewicht ringen.

Bewegungsmangel

Vor etlichen Jahren wurde in den USA mit Begeisterung die Computertechnik in die Schulen eingeführt. Diese Bewegung ist inzwischen bei uns angekommen. Jetzt aber warnen amerikanische Wissenschaftler vor übertriebener Anwendung dieser Technologien: Soziale Isolation, Sprachlosigkeit und mangelnde Fähigkeit zur Kommunikation werden als Folgen beobachtet. Wir sollten öfter über Wasserwellen surfen als im Internet, wo wir stundenlang bewegungslos vor dem Bildschirm verbringen. Was folgt, ist Konsum ohne zu agieren, Isolation statt Kommunikation. Das führt zu einem „inneren" Bewegungsmangel, der sich mit dem „äußeren" verbindet.

Verrückt ...

Thomas Wessinghage, Orthopäde und ehemaliger Langstrecken-Europameister, sagte einmal: „Eigentlich ist es verrückt. Da setzen wir uns ins Auto um in den Wald zu fahren, laufen dort ein paar Kilometer und fahren wieder mit dem Auto nach Hause."

Während um die Jahrhundertwende vom 19. zum 20. Jahrhundert noch 95 Prozent der anfallenden Arbeit mit Muskelkraft versehen wurde, ist es heute gerade noch ein Prozent. Der Mitteleuropäer sitzt im Durchschnitt 15 Stunden pro Tag. Dafür wurden wir nicht mit Muskeln, Sehnen und Knochen ausgerüstet! Der Ausspruch „Wer rastet, der rostet" trifft des Pudels Kern (siehe Kapitel 3.5, Seite 50). Die medizinische Forschung beweist heute die traurige Tatsache: Viele schwere chronische Erkrankungen wie Bluthochdruck, Diabetes und Herzgefäßerkrankungen beruhen im Wesentlichen auf Bewegungsmangel.

Falsche Ernährung

Einer der wichtigsten Punkte beim Thema „beschleunigtes Altern“ ist die falsche, nicht zeitgemäße Ernährung: Arterienverkalkung durch zu viel tierisches Fett, hoher Blutdruck durch Übergewicht sind nur zwei Schlagworte zum Thema Nummer 1. Dabei ist gesundes Essen so einfach! Die Illustrierten sind voller Rezepte, Diäten und Anweisungen. Warum ist eine zeitgemäße Ernährung dann so schwer umzusetzen?

Was glauben Sie, in welchem Lebensalter das Ernährungsverhalten geprägt wird? Sie werden staunen, was amerikanische Forscher herausgefunden haben: Zwischen dem dritten und dem fünften Lebensjahr entscheidet sich, wie wir die nächsten Jahrzehnte unsere Mahlzeiten gestalten.

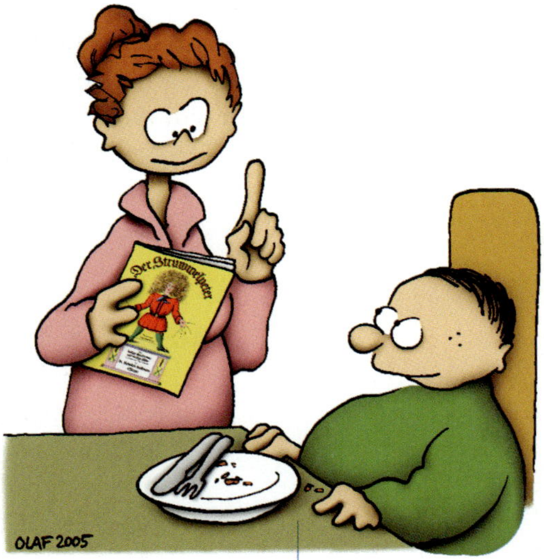

In der Kindheit erlernte Ernährungsgewohnheiten „sitzen“ oft lebenslang.

Überprüfen Sie doch einmal in einer stillen Stunde, wie es bei Ihnen war. Wie wurde in Ihrer Kinderzeit zu Hause gespeist? Vielleicht kennen Sie auch noch Anweisungen wie „Der Teller wird leer gegessen“ oder „Iss ordentlich, aus Dir soll mal was werden“? Darum fällt es uns so schwer, Ernährungsgewohnheiten umzustellen – wir haben sie schon in frühester Kindheit erlernt.

Vernünftige Mengen auf dem Teller, zeitgemäße Kost, Zeit und Muße bei den Mahlzeiten. Eine gesunde Ernährung ist tatsächlich nicht so kompliziert. Helfen Sie mit – als Eltern, Großeltern oder Angehörige: Richtige Ernährung beginnt im Kindergartenalter!

Was beschleunigt den Alterungsprozess?

- „Falscher“ Stress
- Gestörter Lebensrhythmus
- Reizüberflutung
- Mangel an innerer und äußerer Bewegung
- Schlechte Ernährung

1.5 | Psychologie des Alterns

Die Pflege des Körpers, die regelmäßige Reinigung unseres Stoffwechsels, die Ergänzung mit wichtigen Vitalstoffen und natürlichen Heilmitteln, Bewegung und Entspannung sind von großer Bedeutung. Ebenso großen Einfluss auf ein gesundes Älterwerden hat jedoch die Pflege unserer Innenwelt. Dann erleben wir vielleicht das, was wir bei dem schon zitierten Johannes Heesters beobachten können: eine ungekünstelte und unbändige Vitalität trotz des deutlich zu beobachtenden Alterungsprozesses.

Diese „innere Pflege“ wird vor allem durch eine positive Lebenseinstellung erreicht. Der gesunde, „junge“ Alterungsprozess beginnt im Innern. Was das genau bedeutet, lesen Sie in den folgenden Abschnitten.

Finden Sie eine Lebensaufgabe!

Lesen wir über das Thema Anti-Aging, dann tauchen verschiedene Fragen immer wieder auf:

- Wie erreiche ich ein höheres Lebensalter?
- Wie bleibe ich länger jung?
- Kann ich den Alterungsprozess aufhalten oder sogar umkehren?

Dabei wird eine ganz wesentliche Frage oft vergessen:

- **WARUM** möchte ich länger jung bleiben?

Ein entscheidender Aspekt, den viele Anti-Aging-Programme vernachlässigen, ist unsere eigene Lebensaufgabe, die Ziele, die wir uns selbst setzen. Sie haben in der Einleitung bereits gelesen, dass eine Aufgabe des fortgeschrittenen Lebensalters auch das Weitergeben, das Abgeben sein kann: die eigenen Erfahrungen an die nächste Generation zu geben, das „Ich“ ein wenig zurückzunehmen und das „Wir“ in den Vordergrund zu stellen.

An dieser Stelle können selbstverständlich keine Vorschläge für Lebensziele gemacht werden – gehen Sie einmal in sich, überlegen Sie, was für Sie ganz persönlich wichtig ist im Leben und wie Sie vielleicht das Leben anderer bereichern können.

Nehmen Sie sich selbst an!

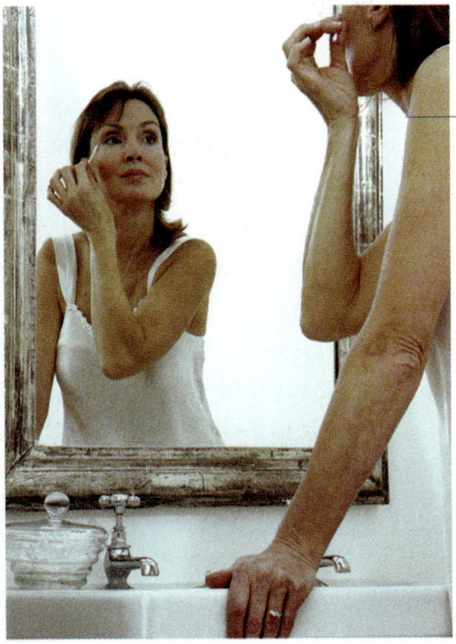

Sie sind, wie Sie sind – und das ist gut so!

Es ist leider (?) nicht zu ändern: Wir alle sind dem Alterungsprozess unterworfen. Für ein zufriedenes und gesundes Älterwerden ist es entscheidend, dass wir uns bei allem Streben nach „ewiger Jugend" so annehmen, wie wir nun einmal sind – und werden.

Treten Sie gelegentlich vor den Spiegel und sagen Sie zu Ihren Falten (in Abwandlung des Oldies von Marianne Rosenberg): „Sie gehör´n zu mir, wie mein Name an der Tür." Die kleinen Fältchen machen Sie unverwechselbar, drücken Ihre Individualität aus. Sie sind Spiegelbilder Ihres Lebensweges, sind „Lebenslinien".

Straffen und Glätten auf naturgemäßem Weg ist natürlich erlaubt. Aber ganz ohne Fältchen? Das ist, als verlören Sie Ihren Fingerabdruck. Schauen Sie den ein- oder mehrfach gelifteten Sternchen des Showgeschäfts einmal genau ins Gesicht. Und vergleichen Sie es mit dem unverfälschten Antlitz eines großen Schauspielers. Kommentar überflüssig.

Lernen Sie zu verzichten!

Sie kennen gewiss auch in Ihrer Umgebung ältere Menschen, aus deren Augen die pure Lebensfreude blitzt. Die mit ihrer Aktivität manch jungen Menschen erstaunen, auch wenn sie bei jedem 100-Meter-Lauf als letzte ankommen würden. Ein Geheimnis dieser Mitmenschen heißt Verzicht, „Entwöhnung von Lebensgewohnheiten". Das klingt nicht gerade einladend – und doch hat es einen tiefen Sinn.

Bei unserer Ernährung (siehe Kapitel 3.1, Seite 36) wird das deutlich. Passen wir sie an den sich ändernden Stoffwechsel an, dann kommt es nicht zur Überlastung des Organismus. Nicht nur das Essen allein, sondern das gemeinsame Erleben einer Mahlzeit erhält dann mehr und mehr Bedeutung.

Auch andere Dinge, die jahrelang scheinbar unverzichtbar waren, treten irgendwann zurück: im Beruf alles zu geben, Termine exakt zu erledigen, noch mehr Erfolg anzustreben. All das sollte nicht mehr so wichtig sein. So entsteht Platz für eine neue Kraft: die innere Jugendlichkeit.

Suchen Sie den Austausch mit Jüngeren!

Ein ganz wichtiger Tipp für ein effektives ganzheitliches Anti-Aging: Sorgen Sie für den Kontakt und regelmäßigen Umgang mit Jüngeren. Gerade die Beschäftigung mit Kindern, Jugendlichen und jungen Erwachsenen hält jung. Man verfolgt den Interessenwechsel und versteht den „Zeitgeist“ einfach besser. Ihr Vorteil: Sie bleiben „up to date“ und können – ganz nebenbei – Ihre Erfahrungen einbringen. Werden Sie zum Anti-Aging-Lehrer der jungen Generation! Wir haben schon genug „Frühvergreiste“. Die oft überzogenen und wenig sinnvollen Anforderungen in Schule und Ausbildung lassen manche Kinder wie kleine Erwachsene erscheinen.

Spiel und Spaß halten jung

Spielen Sie, fordern Sie einfach Muße und Spaß heraus. Sie werden sehen, wie allein das Spielen Ihnen selbst gut tun wird.

Seien Sie geduldig!

Eine wichtige Eigenschaft ist die Geduld. Wie schwer ist das in der „Zeit-ist-Geld“-Gesellschaft zu verwirklichen. Keine Geduld zu haben bedeutet, notwendige persönliche Entwicklungen zu ignorieren.

Schauen wir auf die Medizin. Es gibt riesige Erfolge in der Medizintechnik: Gelenkersatz, Organtransplantation, Schienung von verengten Herzkranzgefäßen. Gemessen wird die Leistung an unpersönlichen, auf „Evidenz“ basierten Daten. Alle Patienten mit dem Krankheitsbild „xy“ werden nach dem gleichen Schema mit den gleichen Medikamentengruppen behandelt, weil Massenstudien es vorschreiben. Platz für den Einzelnen? Für das individuelle Schicksal? Wir sehen Krankheit als Betriebsstörung, Fehlsteuerung des Organismus. Zuviel Säure im Magen? Kein Problem, sie wird unterdrückt. Und das möglichst schnell.

Ganzheitlich arbeitende Mediziner fragen stattdessen immer häufiger nach dem „Warum“. Sind Beschwerden und Krankheiten nicht vielmehr ein Signal, ein Ruf des Körpers? Aufforderung, einmal geduldig innezuhalten und den bisherigen Lebensweg zu überprüfen? Geben Sie Ihrem Körper die Zeit, sich auf natürlichem Wege zu regenerieren und fit zu werden für die Zukunft.

Lernen Sie Abschied zu nehmen!

Zum Abschluss dieses Kapitels geben wir Ihnen einen Anti-Aging-Tipp, der Ihnen sicher merkwürdig vorkommt, weil er auch schon an jüngere Leser gerichtet ist: Lernen Sie Abschied zu nehmen.

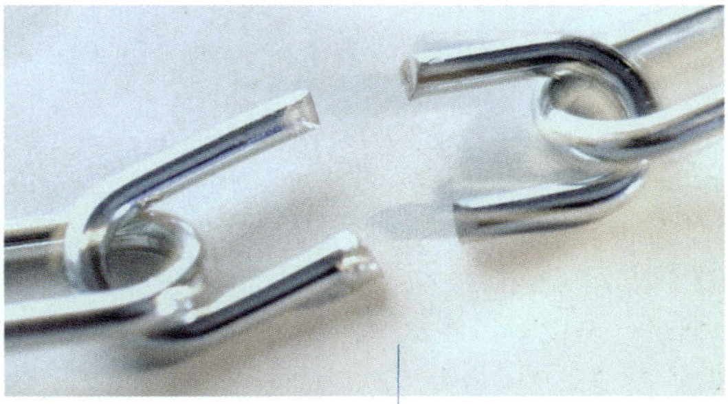

Ketten Sie sich nicht an die Vergangenheit, sondern lernen Sie Abschied zu nehmen.

Was ist darunter zu verstehen? Wir durchleben in unserem Dasein verschiedene Phasen: Wachstum, seelische Reifung, Verantwortung, Krankheit, Aktivität, Ruhe. Wie die Flächen eines Rades den Boden berühren und sich wieder von ihm lösen, wechseln sich diese Phasen miteinander ab. Wenn wir von einem Bekannten nach langer Krankheit sagen, er sei wieder „ganz der Alte“, dann irren wir uns. Vielleicht erkennen wir die Veränderung nicht, aber „der oder die Alte“ werden wir nicht mehr.

Macht dieser Aspekt Angst? Nein, denn Entwicklung ist nicht nur ein Lebensgesetz, sie stärkt und ermutigt auch. Wir entwickeln uns weiter, und mit uns unsere Umwelt, unsere Kinder und Kindeskinder. Jeder Lebensabschnitt muss verabschiedet werden, wenn er dem neuen Platz machen soll. Daher hat jeder Abschied etwas aufregend Neues in sich – ob mit einem Jahr oder mit 99 Jahren! In einem gesunden Alterungsprozess steckt Entwicklung, ja Zukunft. Hier wird noch einmal deutlich, wie wichtig es ist, ein Lebensziel zu formulieren. Dann haben wir alle Möglichkeiten, auf andere Weise ganz jung zu werden. Auch wenn die Jahre vergehen.

Hermann Hesse hat das Thema Abschied in seinem Gedicht „Stufen“ wunderbar und gleichnishaft beschrieben. Er macht auch vor einem Thema nicht halt, welches wir allzu gern von uns fernhalten: dem Tod. Wie immer man über die Endgültigkeit oder das Weiterexistieren trotz des Todes denkt, Hesses letzte Strophe ist eine wahre Trostspende. Doch lesen Sie selbst – lesen Sie es immer wieder einmal und spüren der Wirkung dieser Worte nach.

Stufen

Wie jede Blüte welkt und jede Jugend
Dem Alter weicht, blüht jede Lebensstufe,
Blüht jede Weisheit auch und jede Tugend
Zu ihrer Zeit und darf nicht ewig dauern.
Es muss das Herz bei jedem Lebensrufe
Bereit zum Abschied sein und Neubeginne,
Um sich in Tapferkeit und ohne Trauern
In andre, neue Bindungen zu geben.
Und jedem Anfang wohnt ein Zauber inne,
Der uns beschützt und der uns hilft, zu leben.

Wir sollen heiter Raum um Raum durchschreiten,
An keinem wie an einer Heimat hängen,
Der Weltgeist will nicht fesseln uns und engen,
Er will uns Stuf´ um Stufe heben, weiten.
Kaum sind wir heimisch einem Lebenskreise
Und traulich eingewohnt, so droht Erschlaffen;
Nur wer bereit zu Aufbruch ist und Reise,
Mag lähmender Gewöhnung sich entraffen.

Es wird vielleicht auch noch die Todesstunde
Uns neuen Räumen jung entgegen senden,
Des Lebens Ruf an uns wird niemals enden ...
Wohlan denn, Herz, nimm Abschied und gesunde!

Hermann Hesse
4.5.1941

aus: Sämtliche Werke, Band 10: Die Gedichte.

2 | Anti-Aging-Checks Was ist sinnvoll?

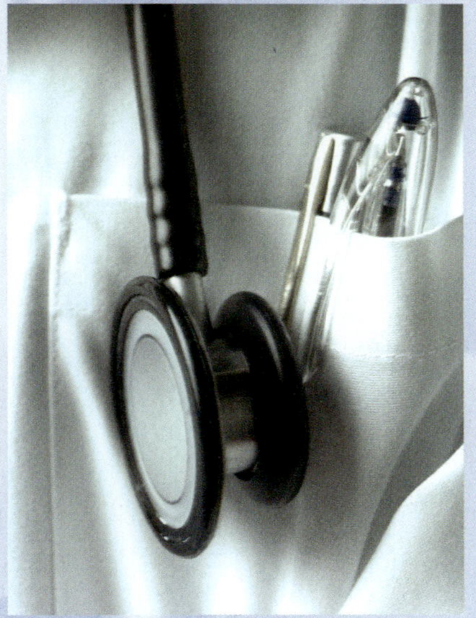

2 | Anti-Aging-Checks Was ist sinnvoll?

Jeder Mensch ist so jung, wie er sich fühlt. Stimmt dieser Satz? Jein! Einerseits ist es richtig und wichtig, auf den Körper zu hören. Welche Symptome schickt Ihnen Ihr Körper, was will er Ihnen damit sagen? Die Symptome, zum Beispiel Schmerzen, Hautausschläge, häufige Infekte oder Durchfall sind wie die roten und gelben Warnlämpchen in der Armatur Ihres Autos. Leider funktioniert der Körper aber nicht so wie ein Auto. Seine „Warnlämpchen" reagieren manchmal träge oder blinken gar nicht, wenn es nötig wäre. Daher stimmt der Satz nur zur Hälfte. Um Probleme, Mangelerscheinungen oder Störungen im Körper genau zu erkennen, brauchen wir die medizinische Diagnostik. Welche Diagnostik sinnvoll und ratsam ist, lesen Sie auf den nächsten Seiten.

2.1 | Der Start: Anamnese

Eine ganzheitliche medizinische Diagnostik beginnt nicht bei der Blutentnahme oder einem EKG – nein, sie beginnt bei der ausführlichen Anamnese, das heißt bei der Aufnahme Ihrer **LEBENS- UND KRANKENGESCHICHTE** durch Ihren Arzt. Das ist nicht in drei bis fünf Minuten erledigt. Ein Arzt, der Ihnen individuelle und auf Sie zugeschnittene Anti-Aging-Vorschläge machen will, muss sich Zeit nehmen und Ihre Lebens- und Krankengeschichte von Kindheit an aufnehmen. Ja, Ihre Geschichte beginnt vor Ihrer Geburt bei Ihren Eltern und Großeltern. Man nennt das **FAMILIENANAMNESE**, denn eine Vielzahl von Krankheiten ist erblich bedingt oder mitbedingt, zum Beispiel Herz-Kreislauf-Erkrankungen, Diabetes oder Krebserkrankungen. Eine solche Familienanamnese ist wichtig um zu entscheiden, welche Diagnostik in Ihrem speziellen Fall notwendig und welche Therapie erforderlich ist.

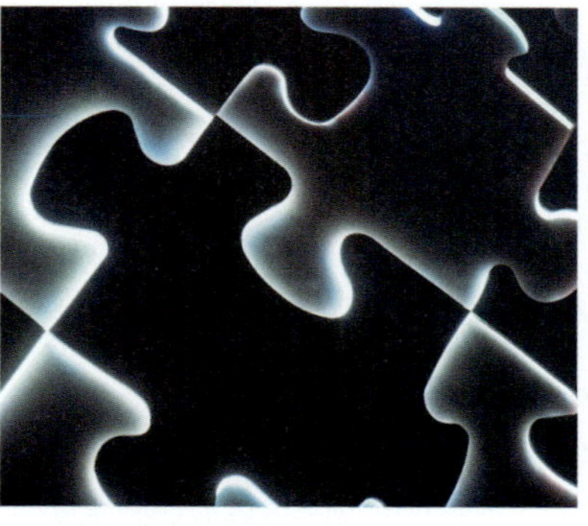

Eine ganzheitliche medizinische Diagnostik setzt sich aus vielen Puzzleteilen zusammen.

Maßgeschneiderte Laboruntersuchungen | 2.2

Ab dem 35. Lebensjahr können Sie alle zwei Jahre bei Ihrem Hausarzt einen allgemeinen Check-up durchführen lassen. Zu einer Standarduntersuchung nach dem 40. Lebensjahr sollten neben einer gründlichen körperlichen Untersuchung von Kopf bis Fuß

- eine Blutuntersuchung (siehe Seite 31),
- ein EKG,
- eine Belastungs-Ergometrie (zur Vorsorge und bei Herzbeschwerden) sowie
- eine Ultraschall-Untersuchung

gehören. Alle weiteren Untersuchungen sind von Ihren speziellen Beschwerden abhängig. So kann es zum Beispiel sinnvoll sein einen Hirnleistungstest durchzuführen, wenn Sie das Gefühl haben sehr vergesslich zu sein (siehe Seite 168).

Eine gute Möglichkeit Probleme in Ihrem Körper aufzuspüren bietet die Labordiagnostik. Auch hier ist ein abgestuftes Vorgehen sinnvoll. Die Labortests sind nicht billig und Sie sollten mit Ihrem Arzt genau überlegen, welche Werte für Sie wirklich notwendig sind. Denn Sie werden – wenn Sie nicht privat versichert sind – viele dieser Tests aus der eigenen Tasche bezahlen müssen. Diese Investition lohnt sich aber. Mit den folgenden Informationen finden Sie sich im Dschungel der Laboruntersuchungen zurecht.

Allgemein-Check-up

Einen allgemeinen Check-up sollten Sie auf jeden Fall durchführen lassen. Besprechen Sie vorher mit Ihrem Arzt, was die Krankenkasse zahlt und was Sie selbst als so genannte IGeL-Leistung (**I**ndividuelle **G**esundheits-**L**eistungen) tragen müssen. Informieren Sie sich auch über die Preise, damit es kein böses Erwachen gibt.

Allgemein-Check

- Großes Blutbild
- Leberwerte (Bilirubin, GOT, GPT, GGT, alkalische Phosphatase)
- Nierenwerte (Kreatinin, Harnstoff)
- Harnsäure
- Blutzucker
- Fettwerte (Cholesterin, HDL und LDL, Triglyzeride)
- Körpersalze (Natrium, Kalium, Kalzium)
- Für Männer: Prostata-Wert (PSA)

Zusatz-Check Herz-Kreislauf-Erkrankungen

Diese Untersuchung ist wichtig bei Herzbeschwerden, Durchblutungsstörungen und Veränderungen im EKG, aber auch bei erhöhtem Risiko für Herz-Kreislauf-Erkrankungen, zum Beispiel bei Fettstoffwechselstörungen, erhöhtem Blutdruck oder Diabetes.

Rauchen Sie? Hatten Ihre Eltern oder Großeltern Erkrankungen wie Durchblutungsstörungen der Herzkranzgefäße, Herzinfarkt oder Schlaganfall? In allen diesen Fällen sollten Sie einen zusätzlichen Herz-Kreislauf-Check machen lassen. Aber auch zur Vorsorge ist die Erhebung dieser Werte sinnvoll.

Herz-Kreislauf-Check

- CRP: Entzündungsneigung im Körper
- Fibrinogen: Fließfähigkeit des Blutes
- Oxidativer Stress: Belastung mit freien Radikalen
- Homocystein: Risikofaktor für Arteriosklerose

Zusatz-Check Hormone

Die moderne Labordiagnostik kann sehr gut messen, ob Ihr Hormonspiegel noch ausreichend ist oder ob Sie an bestimmten Hormonen einen Mangel haben. Denn mit zunehmendem Alter sinken die Spiegel vieler Hormone ab. Wenn Sie häufig müde sind, Ihre Vitalität deutlich geringer geworden ist, Sie eventuell sexuelle Probleme verspüren oder unter Schlafstörungen leiden, dann kann ein Hormon-Check sinnvoll sein.

Hormon-Check

- Geschlechtshormone Frau: LH, FSH, Östradiol
- Geschlechtshormone Mann: Testosteron und SHGB
- DHEA (Hormonvorstufe)
- Schilddrüsenhormon TSH

Zusatz-Check Abwehrstatus

Dieser Test ist sinnvoll, wenn Sie häufiger an Infektionskrankheiten, zum Beispiel Erkältungen, Harnwegsinfekten, Nasennebenhöhlenentzündungen oder Bronchitis leiden. Häufig schwinden mit zunehmendem Alter die Abwehrkräfte (Immunkräfte) des Körpers. Sie werden anfälliger für Infektionen. Es kann auch sein, dass die Infektionen länger dauern und schwerer verlaufen, als Sie es bisher kennen.

Immun-Check

- Immunstatus der Zellen: Leistungsfähigkeit der Lymphozyten (Schutz gegenüber Eindringlingen von außen)
- CRP: Entzündungsneigung im Körper
- Oxidativer Stress: Belastung mit freien Radikalen
- Immunglobuline: Abwehrstärke im Blut

Zusatz-Check Mikronährstoffe

Zu den Mikronährstoffen gehören die Vitamine, Mineralien (zum Beispiel Magnesium) und so genannte Spurenelemente. Zink ist beispielsweise ein Spurenelement – das heißt, unser Körper benötigt „Spuren", also geringe Mengen davon für den Stoffwechsel.

Wenn unserem Körper zu wenig Mikronährstoffe zur Verfügung stehen, kann es zu mannigfaltigen Problemen kommen. Jedes Organ kann betroffen sein. Einen solchen Mangel nachzuweisen ist kompliziert und teuer, denn viele der Mikronährstoffe sind in den roten Blutkörperchen gebunden. Für eine normale Blutuntersuchung verwendet Ihr Arzt das Serumblut (also Blut ohne rote Blutkörperchen). Mit ihm kann keine genaue Aussage gemacht werden, ob Ihnen tatsächlich Mikronährstoffe fehlen. Wenn bei Ihnen aufgrund Ihrer Beschwerden der Verdacht auf einen Mangel an Mikronährstoffen besteht, dann ist nur eine so genannte Vollblutprobe sinnvoll. Zum Beispiel bringt eine solche Blutuntersuchung wichtige Informationen bei Haarausfall, Bindegewebsschwäche, starker Müdigkeit, bei vorzeitiger Hautalterung oder Schlafstörungen. Für diese Blutuntersuchung braucht Ihr Arzt ein Speziallabor.

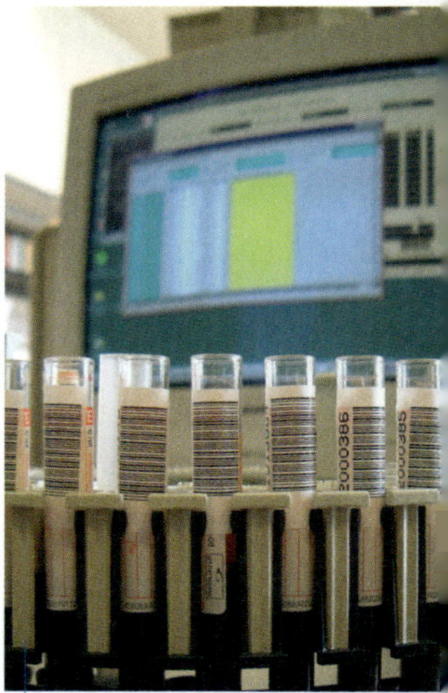

Bei Verdacht auf einen Mangel an Mikronährstoffen ist es sinnvoll, eine Vollblutprobe untersuchen zu lassen.

Zusatz-Check Nahrungsmittelunverträglichkeiten

Viele Menschen leiden unter Nahrungsmittelunverträglichkeiten und wissen es gar nicht. Dieses Problem steckt oft hinter Blähungen, Verstopfung, Durchfall oder Bauchkrämpfen – aber auch hinter Herzrhythmusstörungen, Migräne, chronischer Müdigkeit oder Hautausschlägen (also Beschwerden, bei denen man nicht sofort an Nahrungsmittelunverträglichkeiten denkt). Es ist erstaunlich, wofür Nahrungsmittelunverträglichkeiten verantwortlich sein können – eben nicht nur für Magen- oder Bauchschmerzen. In der Praxis wird dieser Test daher immer wichtiger.

Um nicht unnötig Ihren Geldbeutel zu belasten, sollten Sie zunächst ein so genanntes Präscreening durchführen lassen. Bei dieser Untersuchung kann man in einem Bluttest feststellen, ob Sie überhaupt an einer Nahrungsmittelunverträglichkeit leiden. Eine gezielte Stufendiagnostik kann sich daran anschließen (Laborhinweise siehe Seite 185).

2.3 | Was Sie selbst prüfen können

Auch Sie selbst haben zu Hause die Möglichkeit, wichtige Gesundheitswerte festzustellen, die für eine individuelle Anti-Aging-Therapie in der Biologischen Medizin notwendig sind.

Eine Waage gehört zum Anti-Aging-Programm

Als Vorbeugemaßnahme gegen Krankheiten ist das Normalgewicht immens wichtig. Bis vor einigen Jahren beurteilte man das Körpergewicht nach Broca: Normalgewicht = Körpergröße minus hundert. Wollte man das Idealgewicht berechnen, musste man zusätzlich bei Männern zehn Prozent, bei Frauen 15 Prozent (warum eigentlich?) abziehen. Diese Berechnung nach Broca ist nicht mehr modern.

Zur Berechnung Ihres Normalgewichtes verwenden Sie stattdessen am besten den so genannten Body Mass Index (BMI). Der BMI ist komplizierter zu berechnen, aber dafür auch genauer als frühere Richtwerte. Kopfrechnen genügt jetzt nicht mehr – Sie benötigen einen Taschenrechner.

- $$\text{BMI} = \frac{\text{Körpergewicht in Kilogramm}}{(\text{Körpergröße x Körpergröße})}$$
- Normalgewicht = BMI 20–25.

Beispiel

Zücken Sie Ihren Taschenrechner und rechnen Sie folgendes Beispiel nach: Frau B. ist 165 Zentimeter groß und bringt 80 Kilogramm auf die Waage. In den Taschenrechner tippen Sie ein: 80 geteilt durch 1,65 geteilt durch 1,65. Sie erhalten den BMI von Frau B.: 29,38. Frau B. hat also deutliches Übergewicht.

Kontrollieren Sie Ihr Gewicht ein- bis zweimal pro Woche – am besten morgens nach dem Aufstehen, ohne Bekleidung. Wenn Sie abnehmen wollen (siehe Kapitel 7.1, Seite 124), ist ein Gewichtstagebuch sinnvoll. Machen Sie sich mit dem Wiegen aber nicht verrückt. Es gibt Menschen, die sich dreimal täglich auf die Waage stellen – das ist purer Unsinn. Auch täglich auf die Waage zu steigen hat keinen Wert, denn die täglichen Schwankungen sind zu groß und Sie werden eher genervt als motiviert.

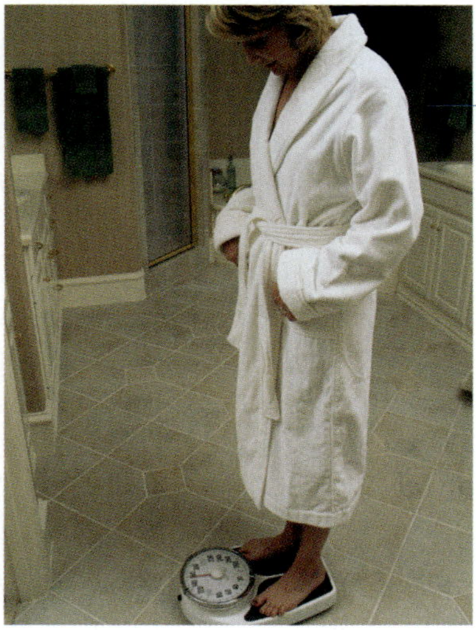

Beugt vielen Erkrankungen vor: das Normalgewicht.

Sauer macht nicht lustig

Viele Krankheiten haben ihre Ursache in einer Übersäuerung des Körpers. Daher sollten Sie dringend Ihren Säure-Basen-Haushalt überprüfen. Hier ist es genau anders als bei der Überprüfung Ihres Körpergewichtes:

Einen korrekten Überblick über Ihre Säure-Basen-Balance erhalten Sie nur, wenn Sie mehrmals täglich den **PH-WERT** im Urin messen. Denn er schwankt abhängig von Tageszeit und Mahlzeiten sehr stark.

Was ist der pH-Wert? Der pH-Wert ist das Maß für die Konzentration an Wasserstoffionen in einem Liter Flüssigkeit. Den pH-Wert kann man auf einer Skala ablesen. Er zeigt an, wie sauer oder basisch eine Lösung ist. Bei einem pH-Wert 1 ist sie stark sauer, bei einem pH-Wert 7 neutral und bei 14 stark basisch. Die Skala reicht also quasi von einer sauren Zitrone bis zu einem basischen (alkalischen) Waschmittel – einer Lauge.

Kaufen Sie sich gute Teststreifen in der Apotheke. Lassen Sie sich von Ihrem Apotheker beraten. Der Teststreifen sollte einen Messbereich von pH 5,0 bis pH 8,0 abdecken. Prüfen Sie bitte vor dem Kauf, ob die Farbskala für Sie gut ablesbar ist.

Und so erstellen Sie Ihr Säure-Basen-Tagesprofil: Messen Sie siebenmal täglich in großen Abständen, zum Beispiel einmal wöchentlich oder bei gutem Säure-Basen-Gleichgewicht einmal monatlich

- vor dem Frühstück und nach dem Frühstück (etwa zwei Stunden später)
- vor dem Mittagessen und nach dem Mittagessen
- vor dem Abendessen und nach dem Abendessen
- kurz vor dem Schlafengehen.

Welcher pH-Wert ist günstig? Entsprechend den tageszeitlichen Veränderungen kann der pH-Wert vor dem Frühstück und vor dem Schlafengehen unter 6,0 liegen – nach den Mahlzeiten sollte er aber Werte zwischen 7,4 und 8,0 erreichen (siehe auch Kapitel 3.1, Seite 39).

3 Grundlagentherapien

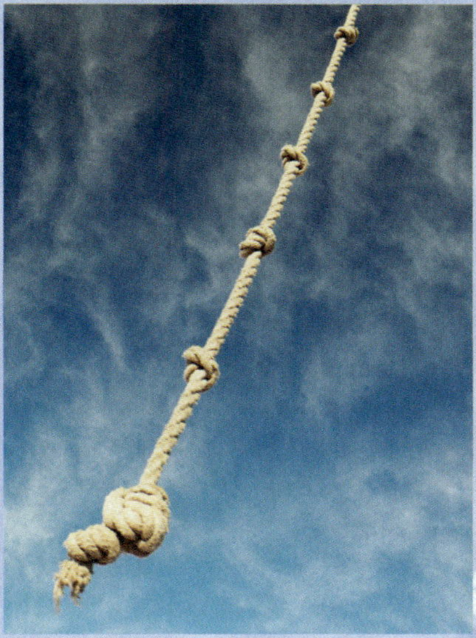

3 | Grundlagentherapien

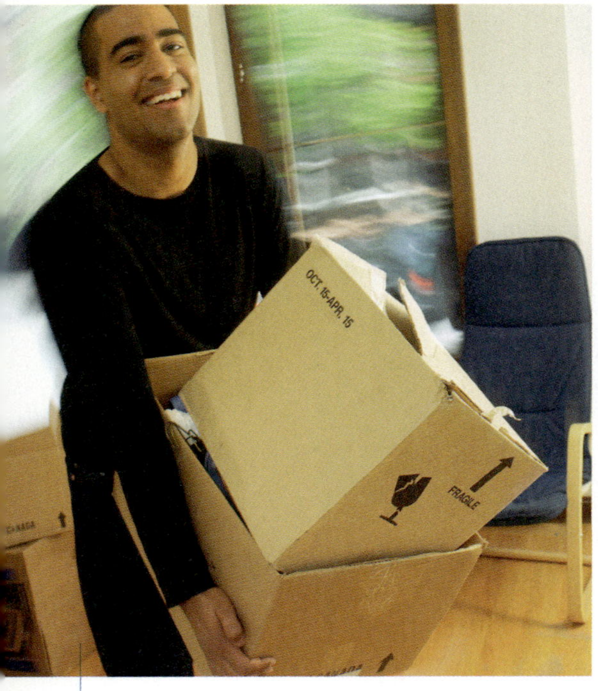

Einmal alles auf Vordermann bringen – auch für unseren Körper eine gute Sache!

Sie möchten Ihre Wohnung renovieren, wieder auf Hochglanz bringen. Was ist Ihr erster Schritt? Natürlich ausräumen, was stört und nicht mehr gebraucht wird. Und Sie staunen, welche Menge da zusammenkommt. Anschließend säubern Sie alle Ecken, wischen noch einmal drüber. Haben Sie nun „freie Bahn", kann die Renovierung beginnen.

In unserem Organismus ist es ähnlich. Viel Überflüssiges und Belastendes sammelt sich im Laufe der Jahre. Die überschüssigen Pfunde sieht man an der Kleidergröße – die Stoffwechselablagerungen zeigen sich in anderer Weise, zum Beispiel durch Gelenkschmerz, Bindegewebsprobleme, Erschöpfung. Die ersten Schritte Ihres natürlichen Verjüngungsprogramms lauten also: **STOFFWECHSELREINIGUNG, ENTGIFTUNG, VITALISIERUNG**.

In diesem Kapitel lernen Sie dazu eine ganze Reihe angenehmer und effektiver Maßnahmen kennen. Aus der Vielzahl der Methoden wählen Sie einfach das aus, was Ihnen am meisten zusagt. Dann werden auch Sie spüren: Sogar das Entgiften macht Spaß – weil nach kurzer Zeit ein Effekt spürbar ist. Doch zunächst einige Punkte, die die allgemeine Lebensführung betreffen.

3.1 | Ernährung

Geht es Ihnen auch so? Das Angebot an verschiedenen Ernährungsformen erschlägt einen förmlich! Diäten aller Art preisen sich selbst als die effektivste und beste an. Mal ist ein hoher Anteil an Kohlenhydraten das Nonplusultra, im nächsten Jahr muss der Fettanteil gesteigert werden. Dann ist auf einmal die Blutgruppendiät das einzig Wahre ... Oft finden sich bei diesen Methoden vernünftige Ansätze, häufig müssen offensichtlich nur Illustriertenseiten gefüllt werden. Auch den „Wundermitteln" von Medizinern kann man oft nicht trauen.

Keine Sorge: Auf den folgenden Seiten werden Sie keine Allheilmittel-Diät vermittelt bekommen, die nach dem Motto auftritt: „Nur so und niemals anders!“ Lassen Sie Ihre innere Stimme zu Wort kommen. Natürlich sind wir alle geprägt von unserer „Ernährungserziehung“. Trotzdem spüren wir ganz genau, was uns gut tut und was uns nicht bekommt. Und nicht alles, was gesund ist, ist auch für Sie genau das Richtige.

Die wichtigen Bausteine

Neben der „inneren Stimme“ ist es sinnvoll, einige Hinweise zu beachten. Grundsätzlich sollte die Ernährung **AUSGEWOGEN** sein und jeweils eine angemessene Menge an Fett, Kohlenhydraten und Eiweiß enthalten.

> **FETT:** Ob Brennholz oder Heizöl, vor dem Winter sorgen wir gern für ausreichend Brennstoff. In unserem Organismus ist es ebenso organisiert. Unsere Energiereserven werden allerdings in Form von Fettdepots angelegt. So wurden seit Generationen Hungerperioden überstanden. Zu viel Reserven sind allerdings so schädlich wie ein Mangel. Übermäßig aufgenommenes Fett führt bekanntermaßen zu Übergewicht und damit zur Entwicklung schwerer Herz- und Kreislauferkrankungen (siehe Kapitel 7.6, Seite 147).

Statt der bei uns durchschnittlich verzehrten 140 Gramm Fett pro Tag sollten wir uns auf die Hälfte beschränken. Außerdem sollten wir hochwertige Fette und Öle pflanzlicher Herkunft bevorzugen, zum Beispiel Raps- und Olivenöl. Sie senken den Gehalt an „ungünstigem“ Cholesterin im Blut.

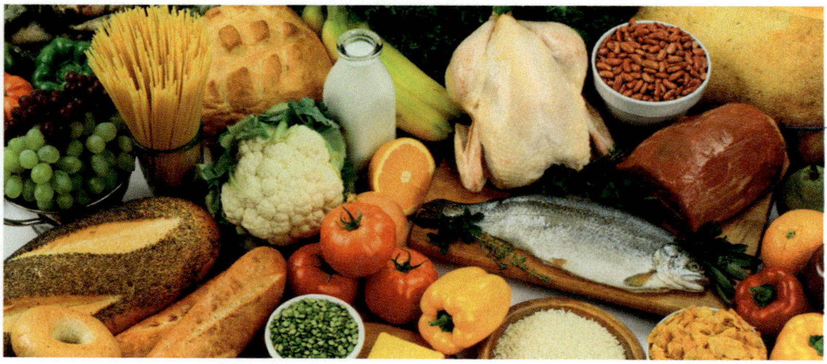

Fett, Kohlenhydrate, Eiweiß: Achten Sie darauf, dass Ihre Ernährung ausgewogen ist.

Das „böse" Cholesterin?

Eines gleich vorweg: Cholesterin ist ein lebenswichtiger Baustoff unseres Organismus. Es wird nicht nur für den Aufbau der Zellwände gebraucht. Wussten Sie, dass aus Cholesterin wichtige Sexualhormone entwickelt werden?
Auch das ist Ihnen vielleicht neu: Cholesterin selbst ist kein Fett – wohl aber ein Fettbegleitstoff. Das durch den Körper transportierte Cholesterin bildet mit Eiweißen und Fetten „Fahrgemeinschaften". Eine davon ist das **LDL-Cholesterin**, bei dem der Fettanteil hoch ist. Wird im Körper kein „Baustoff" Cholesterin benötigt, lagert sich das Fett leider an den Gefäßinnenwänden ab. So entsteht unter anderem die gefürchtete Arteriosklerose („Arterienverkalkung").
Günstiger für den Körper ist das „gute" **HDL-Cholesterin**, das offenbar die Gefäße schützt. Wichtig ist das Verhältnis von LDL- zu HDL-Cholesterin. Pflanzliche Fette senken den LDL-Cholesteringehalt und sollten deshalb in der Küche bevorzugt werden (siehe Kreta-Diät, Seite 41).
Manche Herzspezialisten bezweifeln übrigens die übertriebene Bewertung dieses „Risikofaktors". Bekommen Sie also bitte beim Thema Cholesterin keine Gänsehaut. Die „echten" Fette, die wir mit der Nahrung aufnehmen – und reduzieren können – heißen Triglyceride. Sie werden bei der Blutuntersuchung ebenfalls bestimmt. Fragen Sie Ihren Arzt auch nach diesen Werten.

> **EIWEISS:** Die so genannten Proteine (Eiweiße) sind die Bausteine unserer Körperstruktur. Hormone, Immunsystem, Bindegewebe – die Aufgabe der Proteine ist riesengroß. Die Qualität des Eiweißes, das wir zu uns nehmen, ist demnach von besonderer Bedeutung. Die Quellen sind vor allem Fleisch, Fisch, Milch, Getreide und Hülsenfrüchte. Decken Sie Ihren Eiweiß-Bedarf am besten überwiegend aus pflanzlichen Quellen.

> **KOHLENHYDRATE:** Sie sind der schnell verfügbare Brennstoff unseres Organismus und bestehen aus Stärke beziehungsweise Zucker. Au-

ßerdem liefern sie die so wichtigen Ballaststoffe – wenn Getreideprodukte & Co. (z. B. Nudeln, Mehl) nicht industriell davon befreit werden (Weißmehl). Auch Zucker besteht aus Kohlenhydraten und ist lebenswichtig – aber wie bei allem gilt: die Dosis macht´s. Gesunde Kohlenhydratquellen sind Getreide, Kartoffeln, Gemüse und Obst.

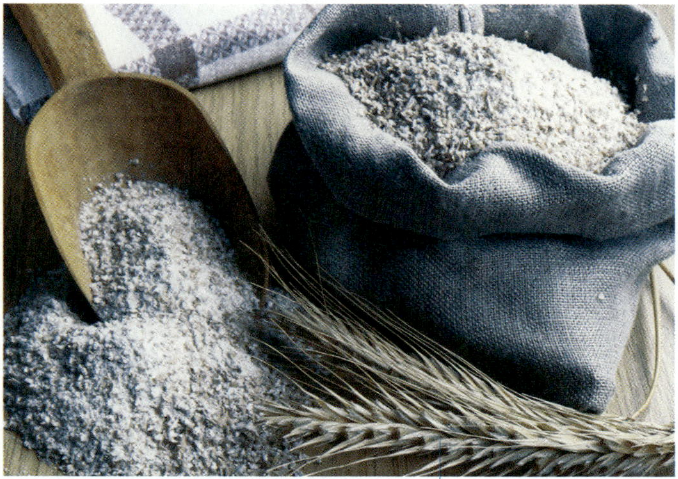

Achten Sie bei Getreide auf Vollkornqualität.

> **MIKRONÄHRSTOFFE:** Winzig klein, doch lebenswichtig: Vitamine, Spurenelemente und Mineralien sind wie „das Salz in der Suppe“: Erst mit dem Orchester der Mikronährstoffe funktionieren die Stoffwechselvorgänge im Körper reibungslos. Leider verarmt unsere Nahrung zunehmend an Vitaminen, Mangan, Zink, Selen, Magnesium, Kalzium und vielen anderen wertvollen Inhaltsstoffen. Schuld sind unter anderem die Verarmung der Äcker und Böden und die industrielle Be- und Verarbeitung. Dosenkost, Obst und Gemüse mit langer Transportzeit und Fast Food haben mit lebendigen, mikronährstoffreichen Lebensmitteln nicht mehr viel zu tun (siehe Kapitel 3.11, Seite 74). Umso wichtiger ist die frische und vitaminschonende Zubereitung des Essens.

Tipps für eine zeitgemäße Ernährung

> **TIPP 1: SÄURE-BASEN-GLEICHGEWICHT HALTEN.** Kennen Sie den Satz: „Ich bin sauer“? Was hier auf die Stimmungslage gemünzt ist, spiegelt sich im Stoffwechsel wider: ein Ungleichgewicht zwischen Saurem und Basischem. Der Organismus braucht beides, durch unsere Lebensweise überwiegt jedoch häufig das Saure. Die Folgen: Gelenk- und Muskelbeschwerden, gestörte Stoffwechselabläufe und damit beschleunigte Zellalterung.

Bevorzugen Sie in Ihrer Ernährung die basisch wirkenden Lebensmittel. Wenn Sie „Säurelieferanten“ wie Fleisch und Fisch oder Getreide essen, achten Sie auf den basischen Ausgleich: Kräuter(tee), Gemüse, Kartoffeln und Obst.

TIPP 2: FISCH IST GESUND – ODER NICHT? Mit einer Fischmahlzeit tun Sie Gutes für Herz und Gefäße. Die enthaltenen Öle schützen sogar die Blutbahnen vor Verkalkung (siehe Kapitel 7.6, Seite 147). Leider decken Sie aber schon mit 150 Gramm Meeresfisch Ihren „Bedarf" an Schwermetallen, zum Beispiel an Quecksilber! Also ist auch hier Mäßigung geboten.

Ein bis zwei Fischmahlzeiten in der Woche sind ein guter Kompromiss. Fisch wird übrigens sauer verstoffwechselt. Nutzen Sie deshalb zum Ausgleich basische Beilagen: Kartoffeln, Gemüse, Salat. Bevorzugen Sie See- und Tiefseefisch wie (Wild-)Lachs, Scholle, Dorsch, Limandes – den höheren Preis investieren Sie in Ihre Gesundheit!

„Saure und basische" Nahrungsmittel

- **Basisch:** z. B. fast alle Gemüse, Gemüsebrühe, Obst, Soja, Sprossen, Samen und Nüsse, alle Salate, Kartoffeln, Kräuter(tee), Milch
- **Sauer:** z. B. Spargel, Erbsen, Bohnen, Linsen, Fleisch, alle Wurstsorten, Fisch, Getreide (auch Reis, Mais, Hirse), Teigwaren, Kaffee, Alkohol, Schokolade

TIPP 3: ROHKOST TUT GUT – ABER BITTE NICHT AM ABEND. Rohkost ist – roh. Die Verdauung muss also auf Hochtouren laufen, wenn schwer verdauliches „Ungekochtes" zu bewältigen ist. Schlechter Schlaf und Tagesmüdigkeit sind häufig die Folge von gut gemeinter Rohkost am Abend. Sinnvoll ist statt dessen eine leckere Gemüsebrühe zum Abendbrot.

TIPP 4: FÜNF HANDVOLL OBST UND GEMÜSE AM TAG. So empfehlen es die Ernährungsgesellschaften – selten wird es in die Praxis umgesetzt. Fünfmal eine Handvoll Obst und Gemüse am Tag – meinen Sie, dass Sie diese Menge nicht schaffen können?

Wir haben eine Alternative: Leisten Sie sich eine Saftpresse und bereiten Sie sich aus frischem Obst und Gemüse einen leckeren Vitaltrunk zu. Und aus den wertvollen Resten ihres Gemüses zaubern Sie eine schmackhafte Gemüsebrühe. Denn die guten Nährstoffe der Pflanzen befinden sich auch und gerade in Schale und Wurzel.

Keine Diät: die „Kreta-Diät“

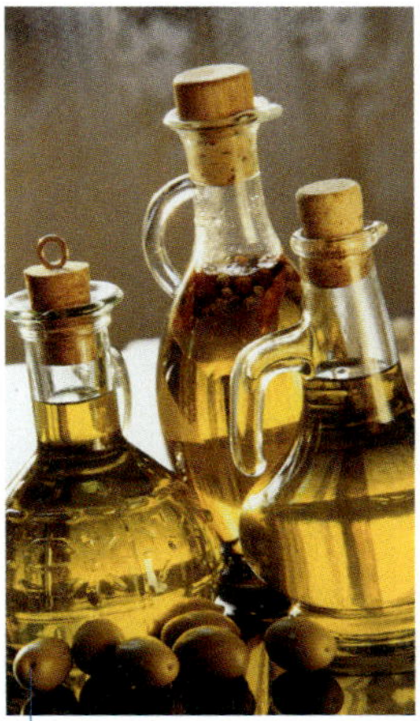

Ideal für Ihre kalte Küche sind Raps- und Olivenöl.

Es gibt einen sinnvollen Vorschlag zur gesunden Ernährung: die Mittelmeer-Küche, bekannt unter dem verwirrenden Namen „Kreta-Diät“. Handelt es sich hierbei doch um keine Diät im üblichen Sinne. Statt dessen ergänzen Kochrezepte des Mittelmeerraumes unsere Essgewohnheiten, sind äußerst lecker und haben einen positiven Effekt auf Herz und Gefäße.

Herzforscher fanden heraus, dass bei bereits schwer herzkranken Menschen durch diese Ernährungsform die Sterblichkeit am Herzinfarkt um bis zu 70 Prozent gesenkt werden konnte. Das schafft bis heute keines der zahlreichen Medikamente – einschließlich der fragwürdigen Cholesterinsenker. Im Zentrum steht die schonende Verarbeitung nährstoffreicher Lebensmittel. Dabei werden gesunde Pflanzenöle aus Oliven und Raps verwendet (siehe auch Kapitel 7.1, Seite 124).

Schauen Sie sich die Empfehlungen einmal an und testen Sie die Mittelmeer-Küche. Vielleicht kaufen Sie sich sogar eines der im Anhang verzeichneten Rezeptbücher. Ganz wichtig: Variieren Sie nach Ihrem Geschmack und dem Ihrer Familie. Nichts ist schlimmer als Essen, das nur gesund ist und keinem schmeckt.

Gesunde Küche – ganz einfach!

- Kaufen Sie Obst und Gemüse aus Ihrer Region (Bauer, Bioladen, Wochenmarkt). Supermarktware ist weit gereist – und vitaminverarmt!
- Bevorzugen Sie Produkte aus ökologischem Anbau. Lagern Sie im Gemüse- oder Bio-fresh-Fach des Kühlschrankes. Einfrieren (ohne zu blanchieren) ist eine „haltbare“ Möglichkeit.
- Lassen Sie die Nahrung so naturbelassen wie möglich. Schälen und zerkleinern Sie Gemüse erst kurz vor der Zubereitung.
- Wählen Sie schonende Garverfahren: Dämpfen und Dünsten ist besser als Braten und Frittieren.
- Meiden Sie die Mikrowelle. Sie zerstört die wertvollen „Radikalfänger“, macht Lebensmittel „leblos“.

Maß halten

Essen Sie nicht üppig, sondern bescheiden. Kommen Sie öfter einmal an Ihre echte „Hungergrenze". Und nehmen Sie zwei- bis dreimal pro Woche ihre letzte feste Nahrung um 16.00 Uhr zu sich. Dieses so genannte „Dinner cancelling" ist eines der effektivsten Mittel um Leben zu verlängern. Bitte aber dabei reichlich trinken: Mineralwasser, Kräutertee oder Lapachotee.

3.2 | Alkohol und Zigaretten

Alle Gazetten und wissenschaftlichen Abhandlungen wiederholen gebetsmühlenartig immer das Gleiche: Die Schädlichkeit von Zigaretten und Alkoholika ist bewiesen – am besten die Finger davon lassen! Auf der anderen Seite betrifft die aufwändigste und eindrucksvollste Werbung Rauchen und Alkohol. Die Verharmlosung von Zigaretten und Alkohol, auch so genannter Alkopops (Alkoholika, die als „Erfrischungsgetränke" die Jugend in ihren Bann ziehen), muss uns große Sorgen bereiten. Hier ist Aufklärung von Kindesbeinen an dringend geboten.

Maßvoller Weingenuss ist erlaubt

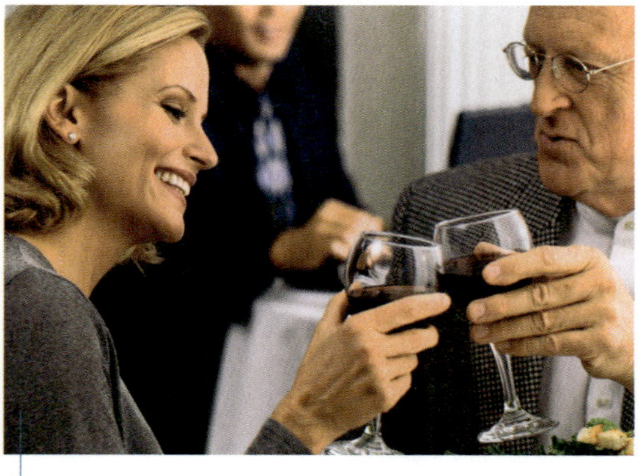

Durchaus gesund: gelegentlich ein Glas guten Rotweins zum Essen.

Trotz allem soll der bewusste und kontrollierte Umgang zum Beispiel mit einem guten Glas Wein nicht verteufelt werden. Guter Rot- und Weißwein hat ja nicht nur Genusswert, sondern auch einen Gesundheitsaspekt. So enthalten die Trauben unter anderem das weiter unten beschriebene OPC, eine Stoffgruppe, die im Organismus große Dienste leistet.

Allerdings ist beim Wein auf höchste Qualität zu achten. Biologisch angebauter Wein, der vom erfahrenen Weinkenner einst verpönt wurde, hat seinen Dornröschenschlaf längst beendet. Hier gibt es edle Tropfen, die jedes hochwertige Mahl krönen. Aber bitte in Maßen: Ein bis zwei Gläser Wein zum Essen sind erlaubt – sofern Sie nicht an einer Schädigung der Leber leiden.

Rauchstopp!

Anders verhält es sich mit dem Rauchen. Im „Wilden Westen" besiegelte man das Ende kriegerischer Auseinandersetzungen mit der Friedenspfeife. Reine Tabaksorten in einer feinen Zigarette oder Zigarre dienten früher der Verdauung. Ein Zuviel – und das ist heute an der Tagesordnung – bewirkt dagegen Abhängigkeit. Dazu kommt der vergebliche Versuch, Stress durch Nikotin zu kompensieren. Auf diese Weise kommt es oft zum Konsum von zehn, 20 oder 30 Zigaretten pro Tag. Viele Menschen versuchen sich von dieser Abhängigkeit wieder zu befreien. Wer es von Ihnen probiert hat, weiß, wie schwer dieser Weg ist.

Eine Methode, die bei der Rauchentwöhnung sehr gut helfen kann, ist die Ohrakupunktur. Durch das Stimulieren bestimmter Energiepunkte an der Ohrmuschel gelingt es den meisten Menschen, die schwierige Zeit des Nikotinentzugs zu überwinden. Wenden Sie sich an eine der deutschen Akupunkturgesellschaften, wenn Sie diesen Weg ausprobieren möchten. Sich das Rauchen abzugewöhnen ist eine wesentliche Grundlage für ein erfolgreiches Anti-Aging-Programm.

Trinken | 3.3

Wichtig ist es, dass Sie mindestens eineinhalb bis zwei Liter Flüssigkeit am Tag zu sich nehmen. Am besten wählen Sie ein hochwertiges **MINERALWASSER**. Es ist jedem Leitungswasser überlegen. Gutes Mineralwasser stammt aus Quellen, die häufig das Prädikat Heilquelle besitzen. Die Mineralwasserverordnung lässt im Gegensatz zur Trinkwasserverordnung teilweise mehr Schadstoffe zu! Achten Sie daher genau auf die Schadstoffanalyse Ihres Mineralwassers. Nutzen Sie auch Hinweise zum Beispiel der Zeitschrift Ökotest zur Bewertung.

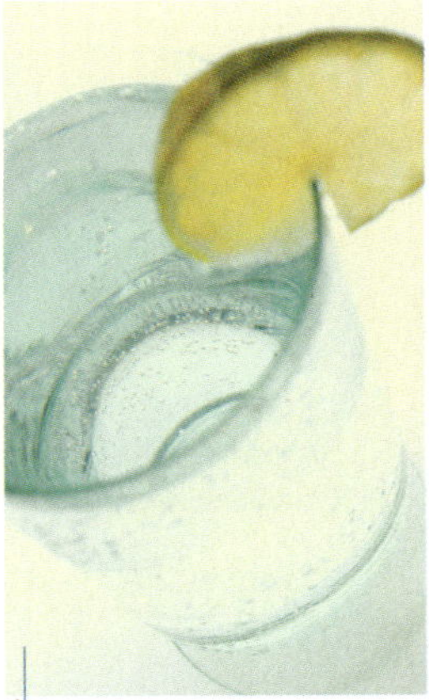

Suchen Sie sich Ihr Mineralwasser sorgfältig aus, denn es gibt unterschiedliche Qualitäten.

Übrigens: Auch die intrazelluläre Matrix, über die Sie schon einiges im Kapitel 1.3 (siehe Seite 17) gelesen haben, besteht zu einem großen Teil aus Wasser. Auch deswegen sollte man großen Wert auf die Qualität des Trinkwassers legen.

Neben Mineralwasser ist **KRÄUTERTEE** als Getränk empfehlenswert. Er wirkt sehr gut basisch (siehe Seite 40). Bei Kräutertees ist besonders auf die biologisch kontrollierte Qualität zu achten, da Tee in hohem Maß Schadstoffe beinhalten kann. Geeignete „Basiskräutertees" sind zum Beispiel:

- Pfefferminztee
- Kamillentee
- Melissentee
- Himbeer- oder Brombeerblättertee
- spezielle Rezepturen (siehe rechte Seite).

Ein- bis zweimal im Jahr können Sie Ihren Kräutertee für etwa einen Monat durch **LAPACHOTEE** ersetzen, der besonders hochwertig ist. Er wird aus der Rinde des Lapachobaumes, der vor allem in Südamerika wächst, hergestellt. Durch seinen hohen Anteil an wichtigen Mineralstoffen und vor allem an Spurenelementen wie Magnesium, Eisen, Kupfer, Mangan, Kalium und Lapachol wirkt Lapachotee basisch. Er reguliert somit eine ungesunde Übersäuerung. Da er frei von Gerbsäure und Teein ist, kann er zu jeder Tageszeit getrunken werden.

Für einen Liter Lapachotee geben Sie zwei Teelöffel in einen Liter kochendes Wasser, lassen alles fünf Minuten leicht köcheln und anschließend noch eine Viertelstunde zugedeckt ziehen. Danach seihen Sie den Tee ab.

Lapachotee ist durch seine Heilkräfte zur Vorbeugung und Behandlung von Krankheiten wie Rheuma, Arthrose, Asthma und Bronchitis geeignet. Er begegnet wirksam der Pilzbesiedlung des Darms. Achten Sie bitte auch hier auf einen einwandfreien Qualitätsnachweis und verwenden Sie nur rückstandskontrollierten Tee aus ökologischer Verarbeitung. Auch sollte nachgewiesen sein, dass der Baumbestand des Lapachobaumes gewährleistet ist. Fragen Sie Ihren Teehändler nach diesen Kritierien.

Wer **FERTIGMISCHUNGEN** bevorzugt, hat zum Beispiel mit Pater Kilians Klosterrezepturen (Fa. Herbaria) eine Auswahl schmackhafter Teesorten aus biologischem Anbau zur Verfügung. So besteht der Energie-Kräutertee unter anderem aus Grünem Tee, Apfel, Zitrone, Fenchel, Holunder, Ysop und Rosenblüten.

Vielleicht haben Sie aber auch Lust, sich in der **APOTHEKE** einen

Getränke: Was? Wie? Wie viel?

Kräutertee	bis zu 1 Liter pro Tag, wechseln Sie gelegentlich die Zusammensetzung
Stilles Mineralwasser	für die tägliche Trinkmenge
Apfelschorle	bei sportlicher Aktivität
Kaffee, schwarzer Tee	nur in geringen Mengen

speziellen Tee mischen zu lassen? Zur Nervenberuhigung hier eine Rezeptur aus Baldrian, Hopfen und Melisse – klassisch lateinisch rezeptiert:

- Rad. Valerianae (Baldrian) 30.0
- Fol. Melissae (Melisse) 40.0
- Strobuli Lupuli (Hopfen) 30.0

Für eine Tasse ein bis zwei Teelöffel der Mischung mit heißem Wasser überbrühen, 15 Minuten ziehen lassen. Abends eine Tasse vor dem Schlafengehen trinken.

Für alle, die den Geruch von Baldrian nicht mögen, bietet sich eine Rezeptur aus Engelwurz, Rosmarin, Melisse, Lavendel, Hopfen und Schafgarbe an:

- Rad. Angelicae (Engelwurz) 20.0
- Fol. Rosmarini (Rosmarin) 10.0
- Fol. Melissae (Melisse) 30.0
- Flor. Lavandulae (Lavendel) 10.0
- Strobuli Lupuli (Hopfen) 20.0
- Herb. Millefolii (Schafgarbe) 10.0

Ein bis zwei Teelöffel in eine Tasse geben, heiß überbrühen und zehn Minuten ziehen lassen. Abends vor dem Schlafengehen ein bis zwei Tassen trinken.

Frühjahr und Herbst: Teekurzeit

Zweimal im Jahr können Sie für drei Wochen täglich ein bis zwei Tassen der **Teemischung nach Dr. Küstermann** trinken, die bei der Entgiftung hilft und die Verdauung anregt. Mischen Sie dafür

- 20 Gramm Löwenzahnwurzel und -kraut
- 10 Gramm Brennnesselblätter
- 10 Gramm Ackerschachtelhalmblätter
- 10 Gramm Birkenblätter
- 5 Gramm Hagebutten mit Kernen.

Sie können sich den Tee auch in der Apotheke zusammenstellen lassen. Übergießen Sie zwei Teelöffel der Mischung mit 250 Milliliter kochendem Wasser, lassen Sie den Tee 15 Minuten ziehen und seihen Sie ihn danach durch ein Sieb ab.

Geheimtipp mit langer Tradition: Cystus-Tee

Der rosa blühende Cystus-Strauch stammt aus Griechenland und ist dort seit dem 4. Jahrhundert vor Christus bekannt. Cystus ist die polyphenolreichste Pflanze Europas. Polyphenole sind die stärksten Radikalfänger, die wir in der Natur kennen. Sie sind auch im Rotwein, allerdings in geringerer Menge, enthalten. Sie schützen die Zellen, unterstützen die Kollagenbildung und beugen der Zellalterung vor. Cystus stärkt das Immunsystem und fördert die Entgiftung (z. B. Cystus Bio Teekraut, Fa. Pandalis).

Geben Sie für einen Tee 5 Teelöffel in den Kochtopf, gießen ihn mit mit 0,2–1 Liter Wasser auf, kochen das Ganze auf und lassen es eine halbe bis drei Minuten (je nach Geschmack) köcheln. Trinken Sie mehrfach am Tag eine Tasse, mit Honig oder unbehandelter Zitrone abgeschmeckt.

3.4 | Entspannung üben – Konzentration fördern

Nervosität, Anspannung, Erschöpfung – diese unheilige Dreiheit begleitet uns oft auf unserem Lebensweg. Ein angemessener Preis für die Segnungen der Neuzeit? In jedem Fall wirken sich die Faktoren als „Pro-Aging" aus. Deswegen kann man Alterungsprozesse mit aktiver Entspannung wirkungsvoll verzögern.

Im folgenden Abschnitt lernen Sie Möglichkeiten dazu kennen. Alle Übungen können Sie ohne großen Aufwand sofort zu Hause umsetzen. Üben Sie regelmäßig, mindestens dreimal in der Woche, möglichst jedoch täglich. Beginnen Sie mit den folgenden Übungen, die Ihnen in im ersten Moment vielleicht ungewöhnlich vorkommen. Sie wirken beruhigend und fördern die Konzentration. Die hektischen Tagesgeschäfte relativieren sich, und es fällt leichter, die Gedanken loszulassen.

Lassen Sie abends den Tag noch einmal Revue passieren.

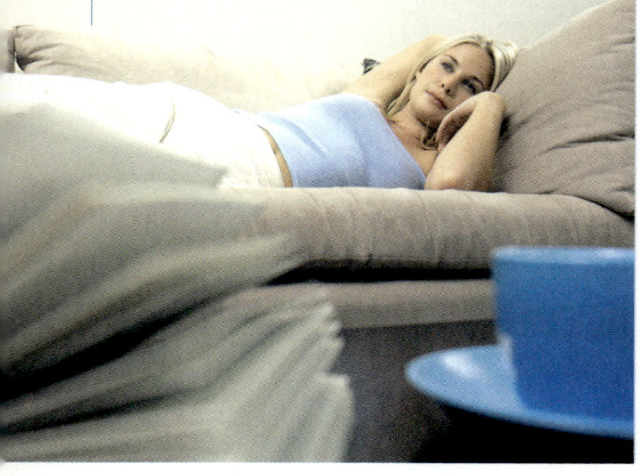

Drei Übungen aus der Anthroposophie

> **TAGESRÜCKBLICK:** Wenn Sie sich abends zur Ruhe begeben haben, schließen Sie die Augen. Lassen Sie nun den Tag wie einen Film rückwärts ablaufen, zuerst die Abendstunden, dann den Nachmittag, den Mittag usw. Versuchen Sie, sich an möglichst viele Einzelheiten zu erinnern und in lebhaften Bildern zu sehen.

Anfangs wird es Ihnen nicht leicht fallen, diesen „Film" komplett zu sehen. Mit einiger Übung werden sich die Einzelheiten aber häufen. Falls Sie während der Rückschau einschlafen, macht das nichts – morgen gibt es ja wieder eine Möglichkeit!

> VERLEGE-ÜBUNG: Diese Übung ist wirksam gegen Nervosität und Vergesslichkeit, manchmal auch sehr erheiternd. Nehmen Sie am Abend vor dem Schlafen einen Gegenstand wie Uhr, Lesebrille oder Ähnliches und suchen Sie dafür einen ungewöhnlichen Ort. Verlegen Sie den Gegenstand also ganz bewusst. Am Morgen finden Sie ihn dann (hoffentlich) wieder. Nach und nach verbessert sich Ihr Kurzzeitgedächtnis durch diese Übung deutlich. Ein Tipp: „Verlegen" Sie zu Beginn keine lebenswichtigen Dinge. Denn Sie werden staunen, was man über Nacht alles vergessen kann.

> WACHSTUM UND VERGÄNGLICHKEIT: Die folgende Übung stammt wie die beiden ersten Anleitungen von Rudolf Steiner, dem Begründer der Anthroposophie, und wird wie folgt – vielleicht an einem Wochenende – durchgeführt:

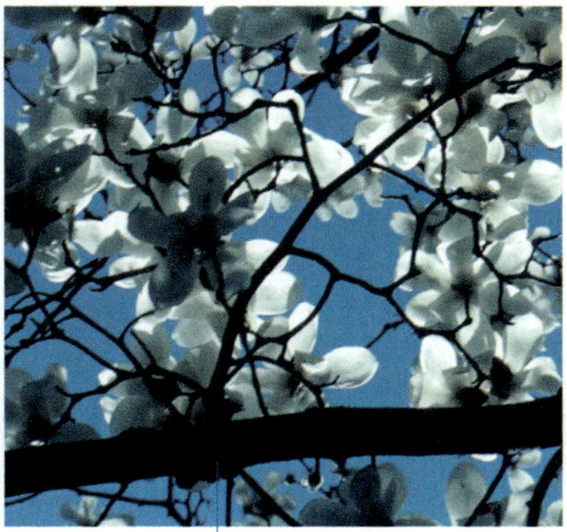

Natürliche Lebensprozesse ruhig zu betrachten kann uns innere Stabilität geben.

Gehen Sie in einen benachbarten Wald oder in möglichst unberührte Natur. Suchen Sie sich eine Pflanze, ein Gewächs, das gerade seine „Jugendphase" durchlebt. Betrachten Sie wertfrei und ohne Beurteilung dieses Wachsen und Werden. Prägen Sie sich genau die Einzelheiten der äußeren Form ein. Was kennzeichnet diesen Lebensprozess? Noch einmal: Beobachten und beschreiben Sie, vermeiden Sie jedoch jegliche Wertung.

Wenden Sie sich nun einer Pflanze, einem Ast oder Baum zu, der sich im Absterbeprozess befindet. Gehen Sie genauso vor wie bei der jungen Pflanze beschrieben. Prägen Sie sich auch hier jede noch so winzige Kleinigkeit ein, beobachten Sie alles ganz genau. Lassen Sie sich bei dieser Übung ausreichend Zeit. Wiederholen Sie sie regelmäßig, möglichst in festen Rhythmen.

Den Bogen zwischen Werden und Vergehen zu spannen, bringt uns innere Stabilität. Das Anschauen von Beginn und Ende eines Lebensprozesses lässt uns leichter ins Gleichgewicht des Lebens zurückfinden und hilft so, mit Stress und Problemen besser zurechtzukommen.

Progressive Muskelentspannung

In den 50er Jahren des letzten Jahrhunderts, als in Deutschland das Autogene Training vom Psychiater J. H. Schulz entwickelt wurde, stellte in den USA der Arzt Edmund Jacobson ein außerordentliches Programm zur Selbstbehandlung vor: die Progressive Muskelentspannung. Mit diesem Begriff beschrieb Jacobson die fortschreitende (progressive) Entspannung der gesamten Muskulatur. Kennzeichnen der Methode: Sie ist leicht zu erlernen, sehr effektiv und von jedem anwendbar. Sie hat sich bei allen Beschwerden bewährt, die mit vermehrter Muskelspannung einhergehen – und davon gibt es leider mehr als genug.

Nacken- und Schulterverspannungen kennen inzwischen schon die Kinder. Doch dabei bleibt es nicht, denn wir müssen auch hier „vernetzt" denken. Über so genannte Muskelschlingen ist das gesamte Muskelsystem untereinander verknüpft. Wenn es „oben" nicht stimmt, gibt es „unten" ebenfalls Störungen. Wir besitzen Verbindungen von Haut und Muskeln (außen) zu den Organen (innen). Durch sie kann eine „einfache" Verspannung der Halsmuskulatur zu Störungen des Kiefergelenks und darüber zu Problemen im unteren Rückenbereich führen. Die ebenso einfache wie geniale Technik von Dr. Jacobson beugt daher nicht nur den Verspannungen am „Muskelkorsett" (und damit eventuellen Organstörungen) vor, sondern beeinflusst bestehende Beschwerden wirkungsvoll.

Das Prinzip: Sie konzentrieren sich zunächst auf Ihre Empfindung einer bestimmten Muskelgruppe. Dann spannen Sie diese Muskelgruppe für etwa sieben Sekunden fest an. Anschließend lassen Sie einfach nur los, lösen die angespannte Muskulatur. Sie spüren in diesen Zustand hinein. Gehen Sie bei der Muskelentspannung nach diesem Schema vor:

- Hände
- Unterarme
- Oberarme, Schulter- und Nackenbereich
- Gesicht
- Hals vorne und Brust
- Rücken
- Bauchpartie
- Gesäßmuskeln
- Oberschenkel
- Unterschenkel und Füße
- ganzer Körper.

Entspannungskurse

Besonders gut können Sie einzelne Programme wie die Progressive Muskelentspannung und Qi Gong in speziellen Kursen erlernen – Volkshochschulen, Gesundheitszentren und Krankenkassen bieten entsprechende Ausbildungen an.

Sie können die Methode durchaus selbst erlernen. Es gibt auch genügend Literatur zum Thema Muskelentspannung. Am besten ist es jedoch, wenn Sie sich einen Kurs gönnen. Unter Anleitung ist die Technik rasch erlernt, Fehler werden durch sofortige Korrektur vermieden.

Den Atem fließen lassen

In den alten Kulturen Japans, Chinas, Indiens, Ägyptens und Europas wurde den Atemtechniken größte Bedeutung beigemessen. Es war den Alten und Weisen eben bekannt, welch großen Einfluss die Atmung auf viele Funktionen im menschlichen Organismus besitzt. Wir selbst kennen Situationen, in denen uns „der Atem stockt" oder wir vor Aufregung heftiger atmen als sonst – sei es beim Anblick eines geliebten Menschen oder beim Öffnen des Steuerbescheides. Auch vor dem Hintergrund der immer zahlreicher auftretenden chronischen Lungenerkrankungen sollten wir der Atmung größere Beachtung schenken. Machen Sie einfach einmal mit:

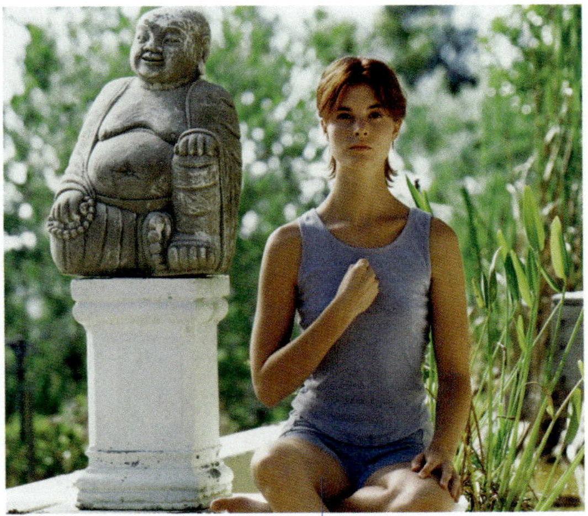

In den asiatischen Kulturen wird Atemübungen große Bedeutung zugemessen.

> **ATEMÜBUNG 1:** Drücken Sie mit dem rechten Daumen auf den rechten Nasenflügel und verschließen so das Nasenloch. Durch das linke Nasenloch einatmen und ausatmen. Dann verschließen Sie mit dem rechten Zeigefinger den linken Nasenflügel und atmen durch das rechte Nasenloch ein und aus. Atmen Sie in diesem Wechsel fünf bis zehn Minuten; achten Sie auf eine entspannte, ruhige Umgebung.

> **ATEMÜBUNG 2:** Am besten führen Sie die Übung nach einer Entspannungsübung wie der Progressiven Muskelentspannung (siehe linke Seite) durch. Atmen Sie sanft ein, lassen Sie die Luft in den Bauch einströmen. Die Bauchdecke hebt sich bei der Einatmung. Mit der sanft ausströmenden Luft senkt sie sich ganz natürlich wieder.

Nach einigen Minuten, während derer Sie in dieser Weise ein- und ausgeatmet haben, stellen Sie sich bei der Ausatmung Folgendes vor: An den Innenflächen Ihrer Hände befindet sich eine Art Mund. Die ausströmende Luft verlässt den Körper über die Arme durch diesen Mund in der Handmitte. Lassen Sie dann sanft die Luft durch die Nase wieder in den Bauch strömen und aus dem Bauch die Arme entlang durch den „Handflächen-Mund" herausfließen.

Die Dauer der Übung bestimmen Sie selbst. Eine Zeitbegrenzung gibt es nicht – richten Sie sich ganz nach Ihrem Gefühl.

3.5 | Bewegung

Die große Bedeutung der Bewegung für ein gesundes Älterwerden wurde bereits dargelegt. Die Medizin belegt eindeutig: Durch Bewegungsmangel werden wir krank. All unsere Zivilisationskrankheiten wie Herz-Kreislauf-Leiden, Bluthochdruck, Übergewicht, Diabetes und Venenleiden sowie etliche der chronischen Gelenkbeschwerden sind auch durch zu wenig Bewegung bedingt. Blicken wir noch einmal auf unsere Alterungsprozesse:

- Die **HORMONPRODUKTION** nimmt ab.
- **MUSKELMASSE** und Kraft werden weniger. Knochen bleiben aber nur kräftig und funktionsfähig, wenn die Muskeln fleißig an ihnen arbeiten.
- Das **KÖRPERFETT** nimmt zwischen dem 20. und dem 75. Lebensjahr leider zu – es verdoppelt sich sogar.
- Die Funktion der **LUNGEN** wird beeinträchtigt. Durch Elastizitätsverlust kann sich der Brustkorb nicht mehr so gut dehnen. Dadurch gelangt weniger Sauerstoff in die Lungen, der Gasaustausch leidet.
- Bereits ab dem 20. Lebensjahr kann sich die **HERZTÄTIGKEIT** nicht mehr optimal anpassen. Das ist bei Belastung spürbar.

Gegen all diese Prozesse hilft nur eins: Bewegung, Bewegung und noch einmal Bewegung. Wir müssen also im wahrsten Sinne des Wortes aktiv werden. Je früher wir beginnen, desto wirksamer können wir Alterungsvorgängen begegnen – selbst Kinder sind nämlich inzwischen zu dick und bewegen sich zu wenig. Welche Bewegungsart für Sie geeignet ist, wird unter anderem durch Ihre Kondition, Ihr Gewicht und eventuell bestehende Beschwerden bestimmt. Mit einem anfälligen Kniegelenk sollten Sie beispielsweise Fußball oder Squash meiden. Ausdauersportarten haben den günstigsten Effekt auf Muskeln, Knochen, Herz-Kreislauf- und Immunsystem. Man kann durch übertriebenen Sport auch sein Immunsystem schädigen! Zu den sinnvollen Ausdauersportarten gehören:

- Radfahren
- Schwimmen
- Joggen
- Walking
- Nordic Walking.

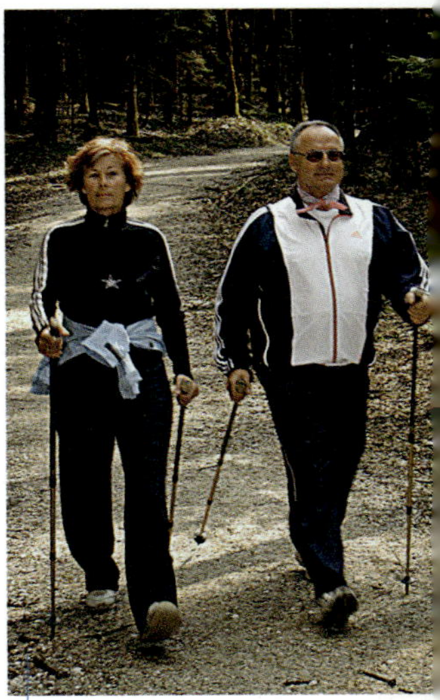

Ideal für jedes Alter und jeden Typ: Nordic Walking.

Jede Sportart hat Vor- und Nachteile. So ist beim Joggen die Gelenkbelastung sehr hoch, beim Schwimmen kann empfindliche Haut gereizt reagieren. Uneingeschränkt empfehlenswert ist das **NORDIC WALKING**. Bevor Sie damit starten, lassen Sie sich wie vor jeder sportlichen Aktivität im höheren Alter von einem Arzt auf Herz und Kreislauf untersuchen.

Diese Bewegungsform, die auf alle Körperfunktionen sinnvoll einwirkt und dabei die größtmögliche Gelenkschonung bietet, stammt aus Skandinavien. Die Skilangläufer entwickelten sie für ihr Sommertraining. Auch Olympiakämpfer halten sich inzwischen gern mit Nordic Walking fit.

Eigentlich ist diese Sportart ganz einfach: Man verlängere beim Gehen nur die Arme durch spezielle Stöcke und beachte eine bestimmte Lauftechnik und Körperhaltung. Schon ist die Fortbewegung fast ein Kinderspiel.

Die **TECHNIK**, die allerdings optimal sein muss, können Sie in kurzer Zeit erlernen (rund sechs Übungseinheiten à 60 Minuten in vier bis sechs Wochen). Sie benötigen neben wetterfester, gut atmender Kleidung feste, bequeme Walking-Schuhe mit Profilsohle, dazu die speziellen Nordic-Walking-Stöcke. Sie werden in verschiedenen Qualitäten angeboten. Im Gegensatz zu Skistöcken sind sie aus Carbon und Glasfaser aufgebaut. Dadurch haben sie ein sehr geringes Eigengewicht und ihre Belastbarkeit ist hoch.

Das zu starke „Aufschwingen" der Stöcke wird durch ihre aufwändige Technik vermieden. Dadurch werden Hand- und Ellenbogengelenke sowie der Schulterbereich geschont. Die speziellen Handschlaufen ermöglichen dem Nordic Walker das „Loslassen" des Stocks nach dem Abstoßen: Die Handmuskulatur löst sich und es kommt zu einer Entspannung im Halswirbel- und Schulterbereich.

Damit ist schon der erste wichtige **EFFEKT** des Nordic Walking beschrieben: Verspannungen im Nackenbereich lösen sich. Ein weiterer Effekt: Die gesamte Muskulatur des Oberkörpers wird aktiviert und so deutlich besser durchblutet. Da freut sich vor allem das Herz mit seinen Kranzgefäßen. Der Gefäßwiderstand sinkt, erhöhte Blutdruckwerte normalisieren sich. Durch Nordic Walking bessern sich aber noch andere Funktionen des Organismus. Das Venenblut fließt besser zum Herzen zurück, die Sauerstoffaufnahme wird optimiert, die Atemhilfsmuskulatur wird durch den Stockeinsatz vermehrt tätig.

Ein entscheidender Vorteil des Nordic Walking gegenüber schnelleren Laufarten ist die Schonung der Gelenke. Die Last des Körpers, die beim Joggen im Kniegelenk bis in den Tonnen-Bereich (!) gehen kann, wird nicht mehr allein von Hüften und Knien, sondern auch von Handgelenken, Ellenbogen und Schultern getragen. Deshalb können auch Menschen mit Arthrose Nordic Walking ausüben.

Auch Übergewichtige können diese Sportart nutzen und so ohne große Anstrengung und Kreislaufgefährdung effektiv Fett abbauen. Über spezielle Herzfrequenzuhren kann bequem die nötige Pulszahl ermittelt werden, bei der die Fettpölsterchen dahinschmelzen.

Das Nordic Walking hat sich zu einer effektiven Anti-Aging-Maßnahme gemausert, zahlreiche Studien aus Kliniken und Universitäten beweisen seine segensreichen Effekte. Der einzige Nachteil: Es gibt keine Ausrede, es nicht zu tun! Bei qualifizierten Trainern werden sogar bis zu 85 Prozent der Kurskosten von den Krankenkassen erstattet (Stand 03/2005) – fragen Sie Ihre Kasse danach!

Nordic Walking – Gesund am Stock gehen

- Entlastung der Gelenke
- Verstärkte Durchblutung vor allem des Oberkörpers
- Training für alle Bedürfnisse dosierbar
- Frische Natur statt muffiger Fitnessraum
- In sechs Trainingseinheiten erlernbar

3.6 | Allgemeine Reinigungs- und Entgiftungsmaßnahmen

Alle Jahre wieder: Nach dem langen Winter ist es so weit – der Frühjahrsputz in Haus und Wohnung steht an. Traditionsgemäß nutzen viele Menschen das Frühjahr auch für den inneren „Hausputz“: Vor Ostern liegt die Fastenzeit, die der körperlichen und seelischen Reinigung dient. Ob mit oder ohne religiösen Hintergrund: Die Reinigung des Stoffwechsels ist eine grundlegende Säule des biologischen Anti-Aging. Nach einer Stoffwechselreinigung fühlen wir uns oft wie neu geboren, voller neuer Aktivität und Spannkraft. Vergessen sind viele Wehwehchen und das gelegentliche Unwohlsein, wenn unliebsame Stoffe den Körper verlassen.

Wie der Körper sich reinigt

Ähnlich wie im eigenen Haus sammeln sich im Laufe der Zeit im Organismus so genannte ausscheidungspflichtige Stoffwechselprodukte im Körper an. In der Alltagssprache nennt man sie auch „Schlacken". Schaffen wir es nicht, sie auszuscheiden, werden sie im Organismus abgelagert und es kommt zu Funktionsstörungen. Dabei werden gerade die Organe belastet, die eigentlich als unsere **ENTGIFTUNGSZENTRALEN** Höchstleistungen bringen müssen:

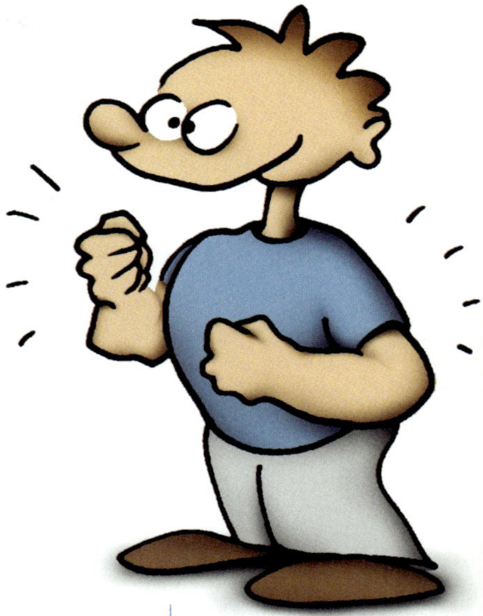

Nach einer „Grundreinigung des Körpers" werden Sie sich wie neugeboren fühlen.

> **ENTGIFTUNGSORGAN DARM:** Allen voran steht der Darm, der durch seine vielfältigen Aufgaben besonders gefordert ist. Aus diesem Grunde widmen wir ihm auch ein spezielles Kapitel zur Reinigung (Kapitel 3.7, Seite 57).

Dünn- und Dickdarm sind einige Meter lang. Wenn man aber alle Ausbuchtungen, Falten und die so genannten Zotten, die wie die Rippen eines alten Heizkörpers angeordnet sind, flach ausbreitete, dann würde der Darm eines einzelnen Menschen ungefähr die Fläche eines Tennisplatzes bedecken!

Dass der Darm die zugeführten Nahrungsmittel zerkleinern und verdauen muss, weiß heute jedes Schulkind. „Nebenbei" ist er aber der Ort des größten **IMMUNSYSTEMS** unseres Körpers. Die Abwehrmechanismen der Darmschleimhaut sind sozusagen im Dreischichtdienst tätig und haben es rund um die Uhr mit „Fremdmaterial" zu tun. Ist die Darmschleimhaut durch Schadstoffe, Unverdautes und Stoffwechselgifte überlastet, leidet natürlich auch seine Immunfunktion. Körperfremdes, zum Beispiel nicht abgebaute Eiweiß- oder Kohlehydratstrukturen, kann dann durch das Abwehrnetz schlüpfen. Und plötzlich reagiert der Körper zum Beispiel überempfindlich auf Eier, die bisher gut vertragen wurden. Eine solche **ALLERGIE** oder **UNVERTRÄGLICHKEIT** bedeutet viel Stress – und wie wir gesehen haben, fördert ein Übermaß an Stress die Alterungsprozesse.

> **ENTGIFTUNGSORGAN LEBER:** Welche Organe helfen dem Darm bei der Entgiftung? Da ist zum einen natürlich die Leber mit ihrem unglaublichen Kraftwerk. Sie produziert den Verdauungssaft Galle und ist verantwortlich für zahlreiche Stoffwechselvorgänge. Die Leber steuert we-

sentliche Entgiftungsvorgänge durch komplizierte chemische Reaktionen (siehe Kapitel 7.3, Seite 131).

> **ENTGIFTUNGSORGAN NIEREN:** Die Nieren können sich ihre Aufgaben teilen – bei der anfallenden Arbeit ist das aber auch notwendig! Hunderte von Litern Harn durchfluten beide Organe. Die Nieren entscheiden, was im Körper bleiben darf und was ausgeschieden werden muss. Neben vielen anderen Stoffwechselvorgängen wird übrigens auch der Blutdruck über feinste Regelmechanismen des Nierenstoffwechsels kontrolliert.

Zwei Organe werden beim Thema „Entgiftung" häufig vergessen. Beide haben Kontakt zur Außenwelt: die Haut und die Lunge. Beide Organe haben in der menschlichen Entwicklungsgeschichte denselben Ursprung, sie sind „enge Verwandte".

Die Haut ist unser größtes Organ.

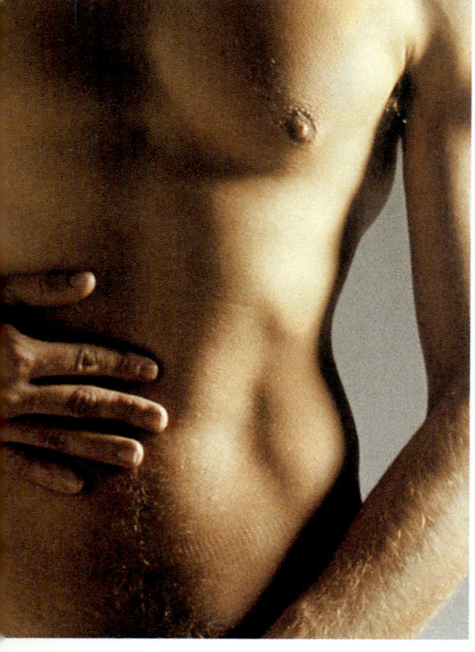

> **ENTGIFTUNGSORGAN HAUT:** Betrachten wir zunächst die Haut. Sie steht im unmittelbaren Kontakt mit der Außenwelt, ist mit jeder klimatischen Veränderung konfrontiert. Sie regelt perfekt den Temperaturhaushalt. Sogar Vitamine werden im Zusammenspiel mit Sonnenlicht in unserem „Hüllenorgan" gebildet.

Wir entgiften auch über die Haut: Über den Schweiß scheiden wir beispielsweise Stoffwechselendprodukte aus. Aber auch Abszesse und die immer häufiger auftretenden Hautausschläge sind oft Versuche des Körpers, die „innere Mülldeponie" nach außen zu bringen. Sie ahnen, wie problematisch das reine Unterdrücken von solchen Ausschlägen zum Beispiel durch Cortisonsalben ist.

> **ENTGIFTUNGSORGAN LUNGE:** Über die Atemluft hat die im Körper gelegene Lunge ebenfalls Kontakt mit der Außenwelt und tauscht sich mit ihr aus. Interessanterweise haben Haut und Lunge eine innige energetische Verbindung. Über die Atmung führen wir unserem Körper nicht nur lebensnotwendigen Sauerstoff zu, wir entgiften gleichzeitig mit der Ausatmung. Nicht nur Kohlensäure verlässt auf diesem Weg den Körper, auch eine Vielzahl an Schadstoffen wird über die Lunge nach draußen gebracht. Raucher wissen, wovon die Rede ist.

Grundlegend Entgiften

Für welche Entgiftungsmethode Sie sich auch entscheiden, mit den im Folgenden beschriebenen allgemeinen Maßnahmen können Sie sofort beginnen. Sie vereinen die besten Methoden aus verschiedenen Kulturen und sind einfach durchzuführen. Einige können Sie problemlos in Ihren Tagesablauf einbauen, andere sind für eine mehrwöchige Kur empfehlenswert. Testen Sie am besten jede Methode einige Tage und wählen Sie „Ihre" Favoriten aus. Sie werden überrascht sein, wie effektiv diese einfachen Methoden sind. Hinweise zu Produkten und Bezugsquellen finden Sie im Anhang (siehe Seite 178).

> **ZUNGENREINIGUNG:** Aus dem indischen Ayurveda stammt das Zungenreinigen: Vor dem Zähneputzen ziehen Sie mit sanftem Druck, am besten mit der Hohlseite eines Teelöffels (ohne scharfe Kanten) drei- bis viermal von hinten nach vorn über die Zunge. Nach dem Mundspülen mit klarem Wasser folgt das übliche Zähneputzen.

Was bedeutet das Zungenreinigen? Im Ayurveda geht man davon aus, dass sich Stoffwechselprodukte mit dem nächtlich gebildeten Zungenbelag absondern. Zu Ihrem Anti-Aging-Programm gehört folgerichtig das tägliche Abschaben dieses Belags.

Praxis-Tipp

Zum Abschaben der Zunge können Sie statt des Teelöffels eine weiche Zahnbürste benutzen. Beachten Sie, dass Sie diese Bürste anschließend mit heißem Wasser gut reinigen müssen. Im Handel sind außerdem spezielle Zungenschaber erhältlich.

> **ÖLZIEHEN:** Da sich Stoffwechselgifte auch auf der gesamten Mundschleimhaut absondern, wird im Ayurveda das so genannte Ölziehen empfohlen. Sie können es alternativ oder zusätzlich zum Zungenschaben (ob davor oder danach, ist egal) anwenden.

Nehmen Sie vor dem Zähneputzen einen Esslöffel hochwertiges Öl (Sesam- oder Sonnenblumenöl) in den Mund. Ziehen Sie das Öl nun fünf bis zehn Minuten durch die Zähne, verteilen es im gesamten Mundraum und spucken es anschließend aus. Auch hierbei bindet das Öl die auszu-

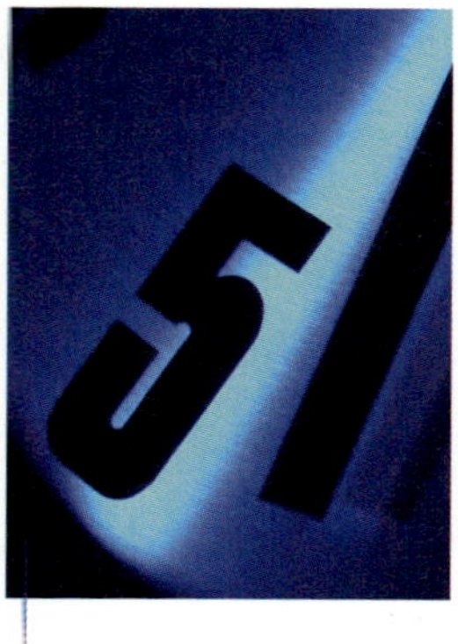

Wichtig ist, bei der Heiß-Wasser-Kur auf regelmäßige Trinkzeiten zu achten.

scheidenden Stoffe und erleichtert dem Körper die Entgiftung. Wundern Sie sich nicht: Das Öl nimmt durch das Ziehen und Verteilen im Mundraum eine milchige Farbe an.

> **HEISS-WASSER-KUR:** Eine ausgezeichnete ayurvedische Methode zur Stoffwechselreinigung ist die Heiß-Wasser-Kur. Sie ist ebenso einfach wie effektiv. Manche Anwender fühlen sich allein durch diese Kur wesentlich vitaler. Bei vielen wurden langwierige Beschwerden gebessert.

Kochen Sie gut 500 Milliliter hochwertiges Wasser (stilles Mineralwasser, zum Beispiel Evian, Vittel oder Volvic) 15 Minuten lang in einem offenen Topf. Gern können Sie dem Wasser eine Prise Ingwerpulver oder Gelbwurz (Curcuma, beides in Bio-Qualität) zufügen. Füllen Sie das Wasser heiß in eine Thermoskanne und trinken Sie es tagsüber schluckweise, so heiß wie möglich, alle ein bis zwei Stunden. Nicht die Menge des getrunkenen Wassers, sondern die regelmäßige Zufuhr ist hier wichtig.

Mit etwas Disziplin ist die Heiß-Wasser-Kur in jeden Tagesablauf einzubauen. Die Thermoskanne können Sie überall mit hinnehmen.

Praxis-Tipp

Stellen sich in der ersten Zeit eine kleine Eieruhr oder Ihre Armbanduhr, wenn sie eine Alarmfunktion hat. So werden Sie jede Stunde an Ihren Gesundheitstrunk erinnert. Bald geht Ihnen die Prozedur in Fleisch und Blut über.

Die Inder schreiben der Heiß-Wasser-Kur eine intensive Entgiftungsfähigkeit zu. Auch die allgemeine Vitalität bessert sich. Die Kur ist ein fester Bestandteil unseres allgemeinen Programms zur Stoffwechselreinigung. Sie sollten sie mindestens zwei- bis dreimal im Jahr für etwa vier Wochen durchführen. Sie können sie aber bedenkenlos auch länger anwenden. Machen Sie aber bitte immer wieder eine Pause. Der Organismus braucht Abwechslung, um die nötige Dynamik aufzubauen.

> **SAUNA UND INFRAROT-SAUNA:** Besonders in den Wintermonaten empfiehlt sich einmal wöchentlich der Gang in die Sauna. Die sanftere Bio-Sauna, in der die Temperatur maximal 60 °C beträgt, schont den Kreislauf und bringt die gleichen Effekte wie die 90-Grad-Anwendung.

In den letzten Jahren macht die Infrarot-Sauna von sich reden. Die Kabinen benötigen wenig Platz, können auch zu Hause eingebaut werden und haben ähnlich gute Effekte auf die Schwitzfunktion wie die klassische Sauna. Durch den Kalt-Warm-Wechsel haben Saunagänge einen guten Effekt auf die Kreislauffunktion. Darüber hinaus leiten wir über den Schweiß Giftstoffe aktiv aus dem Körper aus. Das erklärt die gesundheitliche Wirkung der Sauna.

Spezielle Darmreinigung | 3.7 Die Kur im Alltag

Haben Sie sich mit den allgemeinen Maßnahmen der Entgiftung aus Kapitel 3.6 vertraut gemacht, können Sie zur nächsten Stufe übergehen: der mehrwöchigen Stoffwechselreinigung. Mit ihr verbinden Sie die Reinigung mit einer Aktivierung der Stoffwechselfunktionen – denn nur bei intakten Funktionssystemen lässt sich die Gewebe- und Zellalterung verlangsamen. Die spezielle Stoffwechselreinigung betrifft vor allem den Darm (siehe Seite 53). Das Programm ist ganz problemlos im Alltag anwendbar.

Die Darmreinigung hat in allen großen Kulturen Tradition. Schon die Alten sagten: „Der Tod liegt im Darm." Heutzutage sind Gärungs- und Fäulnisprozesse sowie die Besiedelung des Darms mit ungünstiger Bakterienflora leider an der Tagesordnung. Gründe dafür sind

- ungesunde Ernährung
- zu hohe Kalorienaufnahme
- vermehrte Eiweißzufuhr
- ein Übermaß an Stress.

Oft sind Blähungen und Völlegefühl Hinweise auf eine ungesunde Belastung des Darms. Das ist umso bedenklicher, als im Darm das größte Immunsystem des Körpers zu Hause ist. Was viele nicht wissen: Störungen an Haut, Lungenschleimhaut und Nebenhöhlen sind häufig durch eine gestörte Immunfunktion des Darms bedingt. Die immer häufiger beobachteten Allergien und Unverträglichkeiten gegenüber Nahrungsmitteln hängen unmittelbar mit einer gestörten, überforderten Darmfunktion zusammen. Was können wir also für unseren Darm tun?

Aus Fremdem Eigenes machen

Alles, was wir an Nahrung und Getränken zu uns nehmen, gelangt über den Mund in den Magen- und Darmtrakt. Auf diesem Weg erfolgt die grobe, dann die feine und feinste Zerlegung der zugeführten Stoffe, um aus ihnen Lebens-Mittel zu machen. Aus den einzelnen Bausteinen wie Eiweißen, Fetten und Kohlenhydraten, Vitaminen, Spurenelementen und Mineralien baut der Körper dann lebensnotwendige Substanzen auf. Aus allem Fremden muss so Eigenes geschaffen werden. Das ist uns oft nicht bewusst. Der Darm scheidet alles Unnötige bald wieder aus.

Leider nehmen wir nicht nur hochwertige, vitalstoffreiche und reine Nahrungsmittel zu uns. Belastendes, Überflüssiges und Minderwertiges begleitet nur zu oft unsere Mahlzeiten, Pausensnacks und Fernsehabende. Wenn sich Unerwünschtes wie künstliche Farb- und Konservierungsstoffe, Geschmacksverstärker, Giftstoffe, Hormonrückstände oder Antibiotikareste anhäufen, dient an erster Stelle der Darm als „Mülleimer". Sogar nach dreiwöchigem Fasten werden manchmal noch Schadstoffe ausgeschieden! Die Reinigung und Pflege des riesigen Verdauungs- und Immunorgans Darm hat daher höchste Priorität. Für die beschriebenen Kuren wählen Sie bitte Produkte aus ökologischem Anbau.

Keine Sorge – die „Darmbürste" wirkt ganz mild!

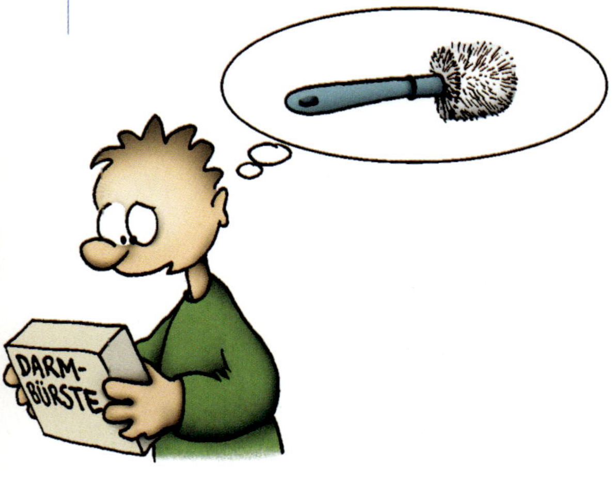

> **SENFKÖRNER:** Schon Pfarrer Kneipp empfahl die regelmäßige Anwendung der „Darmbürste". Wenden Sie sie ein- bis zweimal im Jahr an. Dabei werden über drei bis vier Wochen kurmäßig täglich zwei bis drei Esslöffel Senfkörner (Bio-Qualität) in mindestens einem Viertelliter gutem, stillem Mineralwasser eingenommen.

Durch die Einnahme der Senfkörner kommt es zu drei Effekten: Erstens tritt das Senföl aus den Körnern aus und entfaltet seine entgiftende Wirkung. Zweitens nehmen die jetzt leeren, unverdaulichen Körnerhüllen Verdauungsrückstände, Bakterien etc. in sich auf und passieren den Darmtrakt. Dabei massieren die gequollenen Senfkörner drittens den Darm; daher der Name „Darmbürste". Wenn Sie einen Reizdarm oder Divertikel (Ausstülpungen des Darms) haben, sollten Sie vor der Anwendung Ihren Arzt befragen.

> **FLOHSAMEN:** Wer empfindlich reagiert, sollte seinen Darm besser mit Flohsamen reinigen. Flohsamen sind die Früchte der Pflanze *Plantago psyllium L.*, die vor allem im Mittelmeerraum vorkommt. Sie haben einen hohen Gehalt an wasserlöslichen Quell- und Ballaststoffen, die eine Vielzahl von Stoffen binden können. Gleichzeitig bilden sie eine Schleimschicht, die sich schützend an die Darmwand legt.

Flohsamen sollten ebenfalls mehrmals im Jahr kurmäßig über drei bis vier Wochen angewendet werden. Die Einnahme erfolgt mehrmals am Tag. Lassen Sie dazu etwa fünf Gramm (etwa einen Teelöffel) der Samen in rund 100 Milliliter Wasser vorquellen und nehmen Sie das Ganze mit mindestens einem Viertelliter gutem, stillem Mineralwasser ein. Wie bei den Senfkörnern ist bei bestehenden Erkrankungen des Magen-Darm-Traktes ärztlicher Rat einzuholen.

Flohsamen binden Cholesterin

Interessanterweise binden Flohsamen vermehrt Cholesterin, so dass es ausgeschieden werden kann. Das ist zum Beispiel bedeutsam für die Behandlung von Fettstoffwechselstörungen. Auch das Blutzuckerverhalten wird durch Flohsamen reguliert; die Aufnahme von Zucker wird verlangsamt.

> **SÄURE-BASEN-HAUSHALT:** In der Zeit der Darmreinigung können Sie – ebenfalls kurmäßig – Ihren Säure-Basen-Haushalt ausgleichen (siehe Seite 39). Neben einer basenreichen Ernährung ist während der Stoffwechselreinigung die Einnahme von brauner **WILDHIRSE** sehr sinnvoll. Hirse ist seit jeher in allen Kulturen der Welt eines der wichtigsten Nahrungsmittel. Das Besondere an der Hirse: Sie wird als einziges Getreide im Stoffwechsel basisch verarbeitet und ist dadurch für die Stoffwechselreinigung bestens geeignet.

Neben sehr viel Eisen und Lezithin enthält Hirse von allen Getreidearten die meiste Kieselsäure. Dadurch ist sie für Wachstum und Erhalt von Knochen, Knorpel und Stützgewebe so wichtig und hilft bei Gelenkverschleiß. Die braune Wildhirse ist überdies reich an Vitaminen und Mineralstoffen und wirkt damit zusätzlich gegen eine Übersäuerung des Organismus.

Eigentlich muss Hirse, die zu den Spelzgetreiden gehört, geschält und gekocht werden. Durch ein spezielles Mahlverfahren können Sie die Wildhirse aber roh verzehren. Nehmen Sie morgens drei Teelöffel davon und rühren Sie sie zum Beispiel in Joghurt, Müsli oder Wasser ein. Bei starker Übersäuerung verdoppeln Sie die Dosis und nehmen zweimal am Tag drei Teelöffel.

Zwei Programme zur Stoffwechselreinigung

Das unkomplizierte Programm

- *Senfkörner* aus ökologischem Anbau: einmal täglich 2–3 Esslöffel mit einem Viertelliter stillem Mineralwasser trinken.
  Dauer: ein- bis zweimal pro Jahr für drei bis vier Wochen
- *Hirsepulver:* einmal täglich 3 Teelöffel in Joghurt, Müsli oder Ähnlichem einnehmen.
  Dauer: ein- bis zweimal pro Jahr für drei bis vier Wochen
- *Bittermittel* (siehe auch Seite 69): zum Beispiel Bitterstern, dreimal täglich 3–5 Tropfen in einem Glas warmem Wasser lösen und trinken.
  Dauer: mindestens ein- bis zweimal pro Jahr für drei bis vier Wochen (gerne auch dauerhaft einnehmen)
- Ausreichend trinken (Kräutertee, Mineralwasser)!

Das behutsame Programm

- *Flohsamen:* mehrmals täglich 1 Teelöffel (etwa fünf Gramm) in 100 Milliliter Wasser vorquellen lassen und mit einem Viertelliter stillem Mineralwasser einnehmen.
  Dauer: ein- bis zweimal pro Jahr für drei bis vier Wochen
- *Hirsepulver:* einmal täglich 3 Teelöffel in Kräutertee, Müsli oder Quark einnehmen.
  Dauer: ein- bis zweimal pro Jahr für drei bis vier Wochen
- *Bittermittel* (siehe auch Seite 69): zum Beispiel Bitterstern, dreimal täglich 3–5 Tropfen in einem Glas warmem Wasser lösen und trinken.
  Dauer: mindestens ein- bis zweimal pro Jahr für drei bis vier Wochen (gerne auch dauerhaft einnehmen)
- *Leberwickel:* ein Leinentuch in gut warmes (38 °C) Wasser tauchen, auswringen und unter den rechten unteren Rippenrand legen. Den Wickel mit einem Wolltuch bedecken, 15 Minuten bis eine Stunde belassen, dabei ruhen. Zwei- bis dreimal wöchentlich mittags oder abends anwenden
- Ausreichend trinken (Kräutertee, Mineralwasser)!

Fasten | 3.8

Der Königsweg der Reinigung und Entgiftung war, ist und bleibt das Fasten. Es ist eine der effektivsten Anti-Aging Methoden. In vergangener Zeit wurde diese Tradition auch in Mitteleuropa gepflegt. Bei Hildegard von Bingen hatte sie einen wichtigen Stellenwert.

Fasten ist der frei gewählte Entschluss, eine bestimmte Zeit auf feste Nahrung zu verzichten. In unserem Kulturkreis sind es traditionell die 40 Tage vor Ostern, in der die Christen ihre Fastenzeit durchleben. Im Rheinland war früher die Adventszeit, ja auch der Heilige Abend dem Fasten gewidmet. In heutiger Zeit ist diese gute Tradition Vergangenheit. Fällt uns in unserer Überflussgesellschaft gerade der Verzicht doch so schwer!

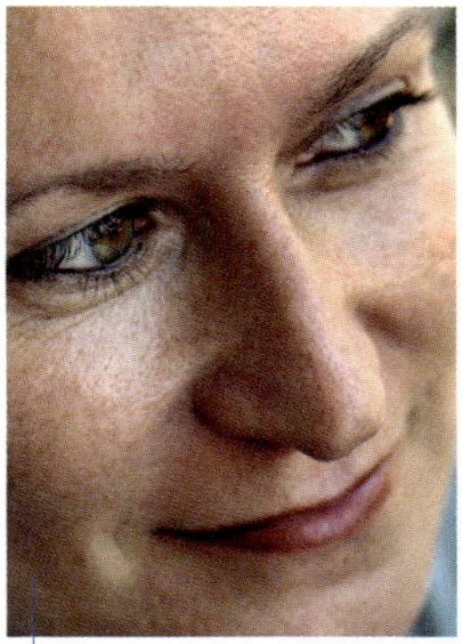

Fasten bietet eine Chance, neue Blickwinkel kennen zu lernen.

Dass damit in Wirklichkeit aber ein Gewinn verbunden ist, wissen alle, die schon einmal über kurze oder auch längere Zeit gefastet haben. Es ist eine Chance, in unbekannte, neue und belebende Regionen vorzustoßen und „lieb gewordenen", aber die Gesundheit störenden Ballast loszuwerden. Effekte des Fastens sind:

- Reinigung und Entgiftung des Stoffwechsels
- Stärkung des Immunsystems
- Regeneration bei Stressbelastung
- Vorbeugung, Linderung und Heilung bei vielen (chronischen) Krankheiten wie Diabetes mit Übergewicht, Gicht, Gelenk- und Weichteilrheuma, Hautkrankheiten, Bluthochdruck, Migräne
- effektives Anti-Aging
- Selbstbesinnung und Selbstfindung.

Fasten – wann und wie?

> **Mit fachlicher Begleitung (Arzt, Fastenleiter):** wenn Sie vorher noch nie gefastet haben; bei längerem Fasten – dann am besten in einer Fastenklinik

> **Zu Hause:** bis zu 7-tägiges Fasten

Selbstverständlich können Sie Ihre Fastenkur zu Hause durchführen. Wichtig ist jedoch, dass Sie unter **ANLEITUNG** fasten – und erst, nachdem Ihnen ein im Fasten erfahrener Arzt „grünes Licht“ gegeben hat. Wesentlich besser ist es noch, wenn Sie sich eine Kur in einer guten Fastenklinik gönnen. Führen Sie bitte niemals auf eigene Faust ein Fastenprogramm durch.

Wie lange dauert eine Fastenkur? Das entscheiden Sie selbst: Die sinnvolle Kurzkur zu Hause dauert sieben Tage, man kann aber auch problemlos zwei bis drei Wochen auf feste Nahrung verzichten. Dann aber bitte mit entsprechender Betreuung und am besten in einer Fastenklinik. Keine Sorge: Durch die ärztliche Begleitung ist eine ausreichende Nährstoffversorgung sichergestellt. Berichte von „Schrumpfenden Darmzotten“ und „Muskelschwund durch Fasten“ gehören ins Reich der Märchen. Leider warnen gelegentlich auch Mediziner, die sich mit dem Fasten offenbar nicht auskennen, vor dieser genialen Entgiftungs- und Heilmethode.

Buchinger-Fasten …

Otto Buchinger war *der* große Fastenarzt Deutschlands. Nachdem er sich durch Nahrungsverzicht von einer schweren Erkrankung geheilt hatte, eröffnete er die Dr. Buchinger Fastenklinik, die schließlich ihren endgültigen Sitz in Bad Pyrmont erhielt. Seit der Gründung im Jahre 1920 wurden durch seinen Sohn Otto und jetzt durch seinen Enkelsohn Dr. Andreas Buchinger weitere biologische Heilverfahren eingeführt und die Anwendungen um Methoden der chinesischen und japanischen Medizin erweitert.

Heute bietet die Klinik Dr. Buchinger eine Palette wertvoller Heilverfahren an, die das traditionelle Fasten sehr gut ergänzen. Eine Besonderheit des Hauses in Bad Pyrmont: die vielseitige und äußerst schmackhafte Küche mit Zutaten aus eigenem Anbau. Wer glaubt, gesundheitsbewusste Kost ist fade und langweilig, wird hier schnell eines Besseren belehrt. Gourmet-Mahlzeiten können auch gesund sein.

Neben der Klinik Dr. Buchinger gibt es noch einige andere empfehlenswerte Fastenkliniken, in denen unter fachlicher medizinischer Führung gefastet werden kann (siehe Adressenliste, Seite 181).

Gesunde Vorsorge – Täglich oder als Kur?

Ziel	Tägliche Anwendung	Kurmäßige Anwendung
Allgemein	Entspannung, Bewegung	Teekur „Dr. Küstermann“ (zweimal jährlich für vier Wochen, siehe Seite 45)
Reinigung	Ölziehen oder Zungenreinigung, Heiß-Wasser-Kur	Heiß-Wasser-Kur, Sauna (September bis April), Darmreinigung (ein- bis zweimal jährlich für drei bis vier Wochen), Fasten

An den Zähnen hängt der Mensch | 3.9

Was haben die Zähne mit dem Gesamtorganismus zu tun? Jeder Zahn steht in Verbindung mit einem Organ, Gelenk oder einem bestimmten Gewebe. Die Beziehung beruht auf einer reflektorischen Verknüpfung, die man verbindende Energiebahn nennt. So haben die Frontzähne einen Bezug zum System „Niere-Blase“.

Probleme mit den Zähnen können sich auf den ganzen Organismus auswirken.

Findet sich ein kranker Zahn, lohnt es sich die entsprechenden Gewebs- oder Organstrukturen einmal zu überprüfen. Umgekehrt kann es sinnvoll sein, bei einer Organstörung wie einer Nierenbeckenentzündung oder einer Arthrose zum Beispiel am Knie auch die zugehörigen Zähne zu untersuchen. Häufig können auf diesem Weg „Störfelder“ erkannt und behandelt werden – und zwar bevor ernstere Erkrankungen auftreten.

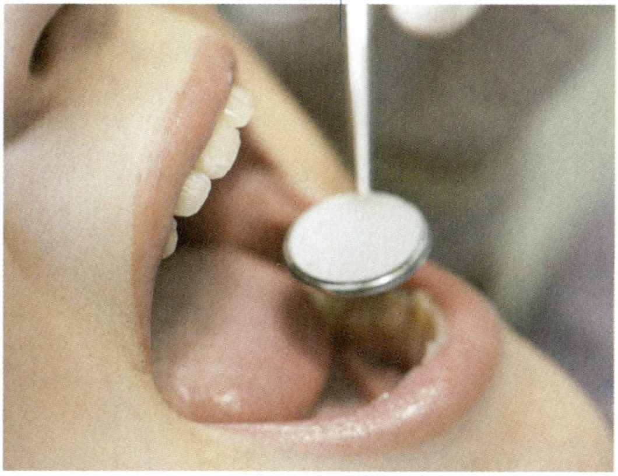

Ein toter, wurzelbehandelter Zahn ist ein typisches Störfeld. Ohne dass er schmerzt, sind in seinem Wurzelbett oft Entzündungsreaktionen zu beobachten. Das bedeutet für den Organismus vermehrten Stress – die Folgen auf den Alterungsprozess kennen Sie mittlerweile.

Es ist nicht immer einfach, diese Störfelder aufzuspüren. Selbst ein Röntgenbild beim Zahnarzt zeigt häufig „keinen Befund“, obwohl der Störenfried aktiv ist. Hier ist der Spürsinn des ganzheitlichen Zahnarztes gefragt. Zur Diagnose werden darüber hinaus oft so genannte energetische Testverfahren wie die Elektroakupunktur nach Voll oder die Kinesiologie verwendet. Zahnarzt und der naturheilkundliche Hausarzt sollten Ihnen gemeinsam den „gesündesten“ Weg vorschlagen.

3.10 | Moderne Homöopathie Entgiftung und Organpflege

Mit so genannten homöopathischen Komplexmitteln können wir durch ihre Wirkung auf die Matrix eine Entgiftung der Zwischenzellsubstanz erreichen (siehe Kapitel 1.3, Seite 16). Gleichzeitig stärken ausgewählte Mittel, die praktisch frei von Nebenwirkungen sind, unsere Organe (siehe Kapitel 3.11, Seite 66). Doch vorab einige Erklärungen zum Thema Homöopathie.

Was ist Homöopathie?

Begründer der Homöopathie ist der deutsche Arzt Samuel Hahnemann (1755–1843), ein Zeitgenosse Goethes. Von ihm stammen die drei Prinzipien der Homöopathie, die heute noch Gültigkeit besitzen:

- Ähnliches wird mit Ähnlichem geheilt (similia similibus curentur).
- Alle homöopathischen Mittel sind potenziert.
- In der Homöopathie wird die Lebenskraft geweckt.

Das Wort „Homöopathie” ist zusammengesetzt aus den griechischen Worten *homoios* (ähnlich) und *pathos* (Leiden). In der Homöopathie erfolgt eine Behandlung mit Mitteln, die *ähnliche* Wirkungen hervorrufen, wie sie sich als Symptome des zu behandelnden *Leidens* zeigen.

Ein Beispiel: Wir alle kennen die Küchenzwiebel. Wahrscheinlich haben Sie schon einmal beim Zwiebelschälen „weinen” müssen: Ihre Augen wurden rot und tränten, die Nase lief. Nach dem Prinzip „Ähnliches mit Ähnlichem heilen” würde man die Zwiebel – in der Homöopathie als

Heilmittel *Allium cepa* genannt – daher bei Beschwerden einsetzen, die genau diese Symptome aufweisen. Das Mittel ist in der Tat sehr hilfreich bei Erkältungen und Heuschnupfen mit wässrigen, tränenden Augen, ständigem Niesen und brennendem Nasensekret, das die Nasenausgänge wund macht.

Zur Zeit Hahnemanns wurden die Patienten mit „Medikamenten" wie Arsen und Quecksilber traktiert und verstarben oft genug an diesen ärztlichen Bemühungen. Hahnemann verdünnte die giftigen Substanzen und stellte verblüfft fest: Je mehr er die Stoffe verdünnte, desto milder war natürlich die Wirkung – aber auch umso effektiver! Aus diesem Grund nannte Hahnemann den Verdünnungsprozess **POTENZIEREN**. Die verschiedenen Bezeichnungen der Potenzen (zum Beispiel D6, C30) beschreiben den Grad der Potenzierung. Je höher die Potenz ist, desto tiefer geht die Wirkung. Je höher die Potenz, desto seltener darf das Medikament eingenommen werden.

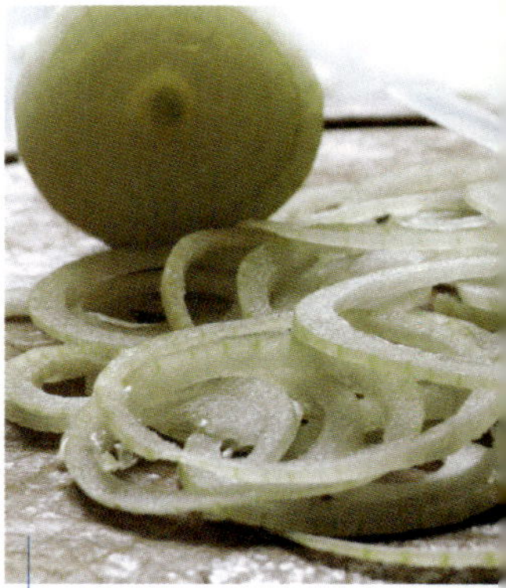

Was uns hier die Tränen in die Augen treibt, ist als Homöopathikum ein wirksames Arzneimittel.

Trotz allem ...

Trotz der hervorragenden Wirkung der Homöopathie und der Modernen Homöopathie: Ihre eigene Aktivität kann kein Medikament ersetzen!

In der Homöopathie tritt der Erfolg nur ein, wenn das „Bild" der Symptome genau zum „Bild" des Mittels passt. Der Homöopath achtet dazu auf Besonderheiten aller Bereiche des menschlichen Lebens: beispielsweise Vorlieben bei der Ernährung, Schlafgewohnheiten, körperliche Aktivität, psychisches Befinden und Auswirkungen des Wetters. Also auf all das, was den ganzen Menschen ausmacht und ihn prägt.

Moderne Homöopathie = Homotoxikologie

Der Begriff „Homotoxikologie" stammt vom Arzt Dr. Hans-Heinrich Reckeweg (1905–1985). Er bezeichnet damit seine Theorie, dass so genannte Homotoxine, also für den Menschen schädliche Stoffe, zur Krankheit führen, wenn der Organismus sie nicht mehr ausscheiden kann. Die Homöopathie hilft bei der Bewältigung dieses Problems. Durch eine Zusammenfügung mehrerer homöopathischer Stoffe kann die Wirkung der Einzelmittel gesteigert werden, es entstehen **KOMPLEXMITTEL**. Sie unterstützen den Organismus effektiv bei der Selbstheilung. Komplexmittel sind die Basis der „Modernen Homöopathie".

Das wichtigste Entgiftungsmittel, das allen Organen gut tut, ist Lymphomyosot, eine Komposition homöopathischer Mittel, einzunehmen in Tabletten- oder Tropfenform (Lymphomyosot N). Wenn Sie eine Entgiftungskur mit Komplexmitteln machen möchten, nehmen sie über mindestens sechs bis acht Wochen täglich dreimal 1 Lymphomyosot Tablette, bei entsprechender Belastung mehrfach im Jahr.

Komplexmittel, die die „Ausleitungsorgane" unterstützen, finden Sie im folgenden Abschnitt.

3.11 | Organpflege

Bei unserem Auto wissen wir es ganz genau: Nur wenn wir den Motor pflegen, haben wir lange Freude an unserem Gefährt. Bei uns selbst sind wir oft viel nachlässiger. Dabei gibt es sehr effektive und gleichzeitig außerordentlich wohltuende Methoden, unsere „Motoren", nämlich die Organe, zu pflegen.

Das Metall Gold wird der Sonne und dem Herzen zugeordnet.

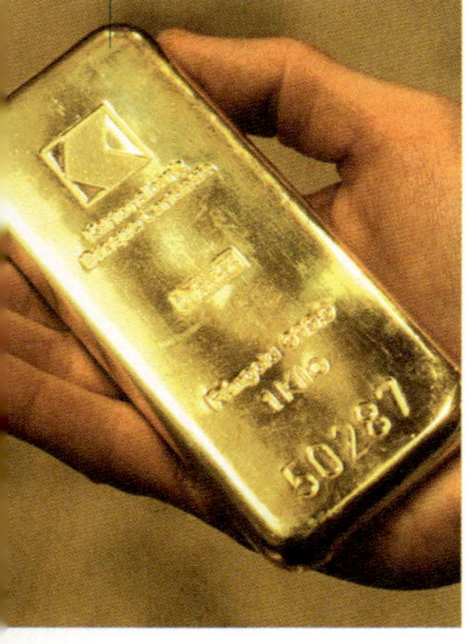

Organeinreibungen

Eine hervorragende Methode zur Organpflege sind die so genannten Organeinreibungen. Bestimmte Hautbereiche werden Reflexzonen genannt. Sie sind unter anderem Spiegelbilder unserer Organe. Über diese Hautzonen können wir „Kontakt" zu Leber, Niere, Lunge, Nieren, Milz und Blase aufnehmen. Und mit welchen Mitteln geschieht das? Traditionell entsprechen bestimmte Metalle nicht nur den Planeten (zum Beispiel Gold/Sonne, Silber/Mond, Quecksilber/Merkur). Sie haben auch Entsprechungen zu unseren Organen. Der Volksmund kennt diese Beziehungen genau. So heißt es: „Hab´ Sonne im Herzen!" Und das zugehörige Metall ist – das Gold. Die Erfahrungen der Homöopathie bekräftigen das: „Herzensangelegenheiten" werden gern mit Aurum, dem Gold in potenzierter Form, behandelt.

Für die Organeinreibungen haben wir die Organe Leber, Herz und Nieren ausgewählt. Sie sind in der heutigen Zeit besonders gefordert.

Uns stehen eine Reihe hochwertiger Metallsalben, aber auch Essenzen für Auflagen und Wickel zur Verfügung. Entsprechend der traditionellen chinesischen Medizin können wir die Anwendung für die einzelnen Organe gemäß den Jahreszeiten durchführen: Die Leber gehört zum Frühling, das Herz zum Sommer und die Niere wird im Herbst/Winter gepflegt. Streichen Sie sich im Kalender in den Jahreszeiten je zwei oder drei Wochen an, in denen Sie sich täglich für einige Minuten Ihren Organen widmen.

> **LEBERPFLEGE:** Der Leber ist das Metall Zinn zugeordnet (Planet Jupiter). Daher wird für die Einreibung *Stannum-Salbe 0,1 % (Zinn)* verwendet. Bestreichen Sie ein unbehandeltes Baumwoll- oder Leinentuch dünn mit der Salbe und legen es über Nacht auf die Lebergegend unter dem rechten unteren Rippenbogen.

Eine weitere angenehme Leberpflege ist die wärmende Auflage: Legen Sie über das mit Salbe bestrichene Tuch für etwa 15 Minuten eine Wärmflasche. Am besten führen Sie den wärmenden Leberwickel gegen 15 Uhr durch. Falls Sie dann keine Zeit haben, nutzen Sie ihn abends vor dem Schlafengehen.

Die Salbe zieht ein und braucht nicht abgewaschen zu werden.

> **NIERENPFLEGE:** Das Metall für Nieren und Blase, ja den gesamten Urogenitalbereich, ist das Kupfer (Planet Venus). *Cuprum-metallicum-Salbe 0,4 % (metallisches Kupfer)* ist daher ein ausgezeichnetes Präparat um die Unterleibsfunktionen zu stärken (siehe auch Kapitel 4, Seite 81).

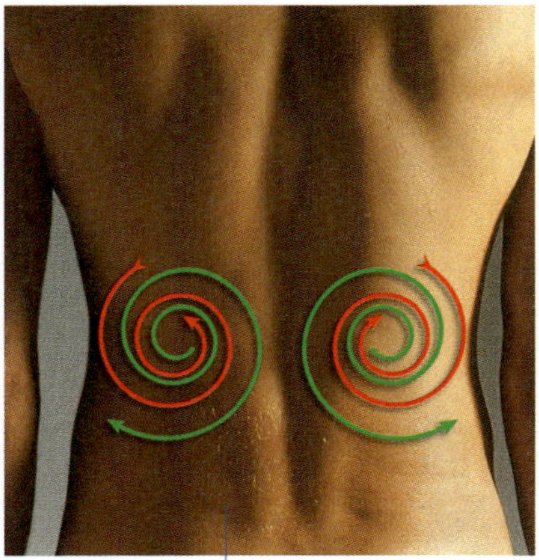

Nierenpflege

Kupfersalbe stärkt nicht nur das Lebensenergie-Organ Niere, sondern sie hilft auch bei kalten Füßen und venösen Durchblutungsstörungen. Ein Salbenstreifen wird einmal täglich kreisend abends für drei bis fünf Minuten auf die Nierenregion einmassiert, bis ein wohlig warmes Gefühl auftritt. Setzen Sie dazu ganz natürlich Ihre Hände außen oben in die Flanken, so dass Sie noch gut Einreibebewegungen durchführen können. Beginnen Sie mit einer größeren kreisförmigen Bewegung und arbeiten Sie sich wie eingezeichnet langsam in kreisenden Bewegungen nach innen. Anschließend reiben Sie von innen nach außen, ebenfalls in kreisförmigen Bewegungen. Werden Sie von jemandem eingerieben, werden beide Seiten nacheinander behandelt. Über der Blasenregion reiben Sie die Kupfersal-

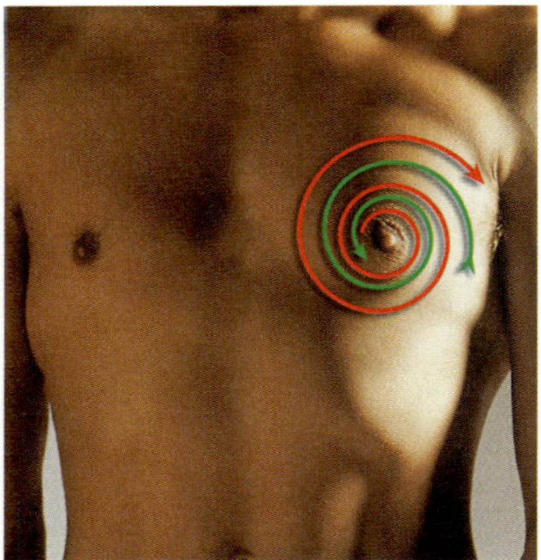

Herzpflege

be halbmondförmig schaukelnd ein. Die Salbe sollte nicht abgewaschen werden.

> **HERZPFLEGE:** Unser Herz ist entgegen weit verbreiteter Meinung viel mehr als nur eine „Pumpe", die den Blutstrom reguliert. Seine Funktion hängt auch eng mit den Gefühlen zusammen. Der Volksmund beschreibt es treffend: Begriffe wie „Herzensgüte" oder „herzlos" und Redewendungen wie „Das bricht mir das Herz" sagen mehr als viele Worte.

Das Herz ist in heutiger Zeit offensichtlich großen Belastungen ausgesetzt. Wie erklärt sich sonst die hohe Rate an Herzerkrankungen? So ist die Herzpflege ein wichtiges Anliegen unseres Anti-Aging-Programms. Nutzen Sie dazu Goldsalbe (Planet Sonne): *Aurum metallicum praeparatum D4 Salbe (metallisches Gold)*. Reiben Sie eine gut erbsengroße Menge Salbe einmal täglich abends für drei bis fünf Minuten in die Herzregion ein, und zwar mit der rechten Hand von innen nach außen in kreisförmigen Bewegungen um die Mamille herum. Anschließend reiben Sie von außen nach innen, ebenfalls in kreisförmigen Bewegungen. Frauen setzen etwas höher an. Auch bei bestehenden Herz-Kreislauf-Beschwerden ist die Goldsalbeneinreibung eine wohltuende Ergänzung zur verordneten Therapie.

Organpflege mit Metallsalben

Frühjahr	Leberpflege	Stannum-Salbe 0,1 %, als Salbenlappenauflage über Nacht einwirken lassen
Sommer	Herzpflege	Aurum metallicum praeparatum D4 Salbe kreisend über der Herzgegend einreiben
Herbst/Winter	Nierenpflege	Cuprum-metallicum-Salbe 0,4 % Flanken kreisend einmal täglich einreiben

Bis auf die Leberpflege (siehe Tabelle) sollten Sie die Salben einmal täglich am Abend anwenden. Markieren Sie im Kalender je zwei bis drei Wochen für die spezielle Organpflege.

Organe stärken mit Moderner Homöopathie

Sie können Ihre Organpflege-Kuren sehr gut mit Präparaten der Modernen Homöopathie ergänzen (siehe Kapitel 3.10). Damit entgiften Sie gleichzeitig Ihre Organe.

Für die **LEBER** eignet sich das Mittel Hepeel N, das aus wertvollen leberstärkenden Inhaltsstoffen besteht. Nehmen Sie während der „Leberzeit“ im Frühling drei bis vier Wochen lang täglich dreimal 1 Tablette. Im Sommer, zur Zeit der **HERZPFLEGE**, können Sie Aurumheel N Tropfen anwenden, und zwar dreimal täglich 15 Tropfen über drei bis vier Wochen. Die **NIEREN** freuen sich über Solidago virgaurea-Injeel, von dem Sie während Ihrer drei- bis vierwöchigen Herbstkur täglich eine Ampulle einnehmen.

Und was ist mit dem Darm?

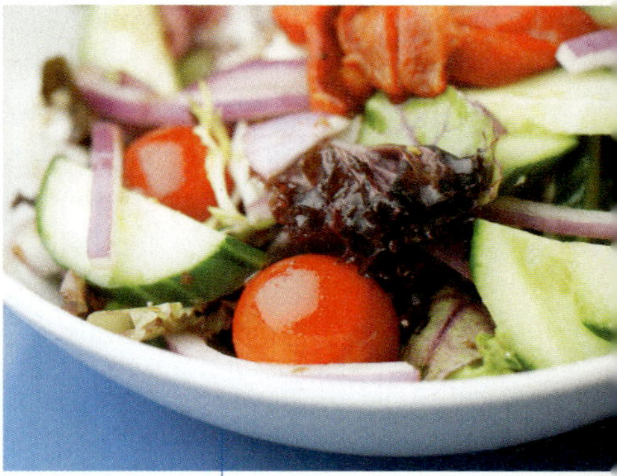

Salat – heutzutage leider fast ohne Bitterstoffe, die Magen und Darm so gut tun.

Welchen Stellenwert der Darm für unsere Gesundheit besitzt, wurde in den vorigen Kapiteln schon erörtert (Kapitel 3.6). Über seine Reinigung und Entgiftung haben Sie im Kapitel 3.7 schon einiges gelesen. Im folgenden Abschnitt erfahren Sie, wie Sie Ihrem meterlangen Verdauungs- und Immunorgan noch mehr Gutes tun können. Denn ein funktionierender Darmstoffwechsel verlangsamt Alterungsprozesse wirksam.

> **BITTERMITTEL:** Ein wichtiger Baustein unserer Aktiv-Kur sind die Bitterstoffe. Während früher unsere Salate und Gemüse einen viel höheren Anteil an Bitterstoffen besaßen, wurde diese „störende“ Geschmackskomponente leider immer weiter herausgezüchtet. Ältere Menschen erinnern sich noch: Früher schmeckten die Möhren längst nicht so süß wie heute.

Was bewirken Bitterstoffe im Organismus? Magen- und Darmfunktionen werden durch sie verbessert, die Verdauungssäfte fließen reichlicher. Außerdem lösen sie Verkrampfungen der Magen- und Darmwand und harmonisieren so die Verdauungstätigkeit. Bitterstoffe, die wir heute vorwiegend als Pulver oder Tropfen einnehmen können (siehe Tabelle auf der folgenden Seite), fördern übrigens auch den Blutrückfluss zum Herzen.

Aktivierung mit Bitterstoffen

- **Bitterstern:** dreimal täglich drei bis fünf Tropfen in einem Glas warmem Wasser vor dem Essen einnehmen *oder*
- **Bittergranulat:** dreimal täglich einen Teelöffel Granulat (zum Beispiel Urbitter Bio Granulat der Firma Pandalis) vor dem Essen eine Minute lang im Mund zerkauen, dann schlucken oder ausspucken

Bitterstoffe sollten durchgehend und täglich eingenommen werden. Ihre Wirkungen sind seit Jahrtausenden bekannt. Hildegard von Bingen empfahl als wichtigstes Bittermittel den Wermut. Dass eine gute Verdauung sogar positive Auswirkungen auf die Psyche haben kann, zeigt die Volksweisheit. Da heißt es: „Wermut heilt Schwermut".

> **BETA-GLUCANE:** In den letzten Jahren kommt es bei mehr und mehr Menschen zu Nahrungsmittelunverträglichkeiten. Im Gegensatz zu den echten Allergien sind die Unverträglichkeiten erfolgreich zu behandeln. Neben dem Vermeiden der belastenden Nahrungsmittel kann man mit den so genannten Beta-Glucanen das Immunsystem „Darm" stabilisieren. Beta-Glucane stammen aus Zellwänden von Mikroorganismen und aktivieren bestimmte Abwehrzellen, die Makrophagen. Diese schützen vor Allergenen und sonstigen „Eindringlingen", ja, auch vor Schwermetallen.

Im Präparat Regacan zum Beispiel sind die Beta-Glucane mit dem chinesischen Heilpilz Maitake und mit Zink kombiniert. Maitake hat eine ausgeprägte immunstärkende Wirkung; Zink ist ein lebenswichtiges Spurenelement und „triggert" ebenfalls die Abwehrleistungen des Körpers. Das Mittel Nutriglucan ist mit den „Immunstärkern" Zink, Vitamin C und Vitamin B6 kombiniert. Nehmen Sie eines der Beta-Glucan-Präparate kurmäßig zwei- bis dreimal im Jahr vier Wochen lang dreimal täglich ein.

> **SYMBIOSELENKUNG:** Wenn Sie mit einem Elektronenmikroskop ins Innere des Darms schauen könnten, wären Sie überrascht: Von der eigentlichen Schleimhaut ist nämlich so gut wie nichts zu sehen. Milliarden von Bakterien haften wie ein Rasen auf ihr.

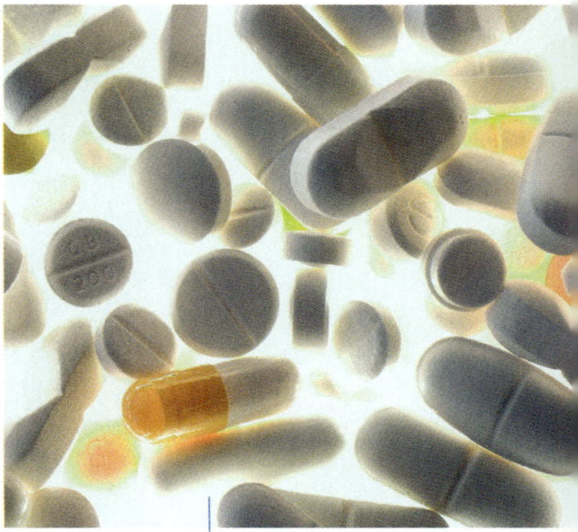

Antibiotika können die Darmflora beeinträchtigen.

Sind Bakterien nicht gefährliche Krankheitserreger? Die Antwort lautet wieder einmal: Jein. Gewiss können viele Bakterien Krankheiten verursachen – wenn die körpereigene Abwehr keine Möglichkeit hat, sie auf natürlichem Weg auszuschalten. Im Rahmen unserer jahrtausendelangen Entwicklungsgeschichte hat aber der menschliche Organismus mit etlichen Bakterien eine „friedliche Koexistenz" gegründet.

Wir tolerieren die Bakterien in unserem Darm und bieten ihnen Lebensraum. Dafür unterstützen diese Kleinstlebewesen unseren Stoffwechsel. Vitaminproduktion und Hilfe bei Immunprozessen sind nur zwei Beispiele der gemeinsamen Tätigkeiten. Dieses Zusammenleben zum gegenseitigen Nutzen heißt **SYMBIOSE**.

Die Bakterienbesiedelung des Darms, auch Darmflora genannt, benötigt für ein gesundes Gleichgewicht bestimmte Bedingungen. Das Säure-Basen-Gleichgewicht und die Zusammensetzung der Bakterien müssen stimmen. Durch ungesunde Ernährung und vor allem durch den großzügigen Einsatz von Antibiotika kann sich das Gleichgewicht verschieben: Bei Laboruntersuchungen der Darmflora wird in vielen Fällen eine Verminderung der wertvollen Milchsäurebakterien (Lactobazillen) und der Bifidus-Keime festgestellt. Statt dessen machen sich unerwünschte Bakterien breit, die uns unter Umständen schaden.

Auch die viel diskutierten Darmpilze finden wir bei gestörter Darmflora im Übermaß. Gärungsprozesse, Blähungen und Verdauungsstörungen sind oft die spürbare Folge.

Aber auch die Schleimhäute an ganz anderer Stelle können dadurch beeinträchtigt sein. Schließlich haben wir es bei unserem Organismus mit einem vernetzten System zu tun: Alles kommuniziert mit allem. So können Störungen der Darmflora zum Beispiel chronische Nebenhöhlenbeschwerden unterhalten. Sogar das Bronchialasthma kann unter anderem mit der ungesunden Zusammensetzung der Darmbakterien zusammenhängen.

Glücklicherweise können Sie in diese Geschehnisse aktiv eingreifen. Mit geeigneten Präparaten, die aus Stoffwechselanteilen oder lebensfähigen Bakterienkulturen bestehen, stärken Sie die Darmflora und sorgen langfristig für einen gesünderen Organismus. Diese Maßnahme nennt sich Symbioselenkung: Sie steuert die Symbiose, also das gesunde Zusammenleben von Mensch und Bakterien.

„Joghurt der neuen Generation“?

Milchsäurebakterien finden sich auch im naturgereiften Joghurt, einem Sauermilchprodukt. Sie finden ihn im Sortiment des Naturkostladens oder im Reformhaus. Auch Supermärkte haben inzwischen die Zeichen der Zeit erkannt. So werden Produkte, die mit gezüchteten Milchsäurebakterien angereichert werden, verkauft. Diese „probiotischen“ Joghurts sind ebenfalls zu empfehlen. Achten Sie aber darauf: Sauermilchprodukte werden sauer verstoffwechselt. Sorgen Sie immer für einen basischen Ausgleich, zum Beispiel frische Früchte.

Zur Stärkung unseres Immunsystems „Darm“ finden sich zahlreiche Präparate auf dem Markt. Achten Sie darauf, dass möglichst wenige Zusatzstoffe beigefügt sind. Empfehlenswert sind zum Beispiel Symbiolact comp. oder Pro Biotik pur (einmal täglich 1 Beutel zum Essen, eingerührt in Kräutertee, Wasser, Müsli oder Quark). Wenden sie die Präparate entweder kurmäßig, zum Beispiel dreimal vier Wochen pro Jahr, oder täglich an. Der Vorteil, wenn Sie die Bakterienkulturen auf diese Weise zu sich nehmen: Sie nehmen eine standardisierte Menge an Bakterienkulturen zu sich.

Darmpräparate: Was? Wann? Wieviel?

Keine Verdauungsprobleme, keine erkennbaren Unverträglichkeiten, Lust auf Darmpflege?

- *Bittermittel:* täglich, zum Beispiel Bitterstern (dreimal täglich 3–5 Tropfen in einem Glas warmem Wasser vor den Mahlzeiten) oder Urbitter Bio Granulat (dreimal täglich 1 Teelöffel vor dem Essen kauen, danach schlucken oder ausspucken)

Blähungen, unregelmäßiger Stuhlgang, Völlegefühl?

- *Bittermittel* (siehe oben)
- Zusätzlich ein *Bakterienpräparat:* als vierwöchige Kur, zum Beispiel Symbiolact comp. oder Pro Biotik pur (einmal täglich 1 Beutel in Tee oder Wasser eingerührt zum Essen)

Darmpräparate: Was? Wann? Wieviel?

Verdauungsstörungen, Blähbauch, (Verdacht auf) Nahrungsmittelunverträglichkeit?

- *Bittermittel* (siehe oben)
- Zusätzlich *Beta-Glucane*: als vier- bis sechswöchige Kur, zwei- bis dreimal im Jahr, zum Beispiel Regacan (dreimal täglich 1 Tablette zum Essen) oder Nutriglucan (dreimal täglich 1 Kapsel zum Essen)

Achtung! Länger bestehende Verdauungsstörungen sollten Sie unbedingt vom Arzt abklären lassen!

So helfen Sie Ihren Organen

Organ	Täglich	Kurmäßig
Darm	Bittermittel, Mikronährstoffe*	Reinigung/Entsäuerung, Mikronährstoffe*, Fasten, Symbioselenkung, Glucane
Leber	Bittermittel, Mikronährstoffe*	Leberwickel, Mikronährstoffe*, Moderne Homöopathie (Hepeel N), Fasten, Teekur „Dr. Küstermann“
Nieren	Ausreichend trinken (Kräutertee, stilles Wasser), Heiß-Wasser-Kur, Mikronährstoffe*	„Organeinreibung“, Moderne Homöopathie (Solidago virgaurea-Injeel), Mikronährstoffe*
Haut	Hautpflege, Mikronährstoffe*	Mikronährstoffe*, Sauna
Herz/ Lungen	Entspannung, Bewegung in frischer Luft, Mikronährstoffe* (siehe auch Homocystein, Kapitel 7.6)	„Organeinreibung“, Mikronährstoffe*, Moderne Homöopathie (Aurumheel N Tropfen)

* siehe Kapitel 3.12

3.12 | Vitamine & Co. Ist Nahrungsergänzung sinnvoll?

Kaum ein Bereich des modernen Lebens wird so kontrovers diskutiert wie die zusätzliche Zufuhr von Vitaminen, Mineralien und Spurenelementen in natürlicher oder künstlicher Form. Für die einen wird ihre Bedeutung übertrieben, für die anderen sind sie das Wichtigste überhaupt: Vitamine & Co. Die Wahrheit liegt wie immer in der Mitte.

Eine Warnung gleich vorweg: Trauen Sie keiner Heilsversprechung durch Mikronährstoffgabe! Nicht selten verbergen sich lediglich knallharte Geschäftsinteressen hinter den Anpreisungen. Die USA sind führend auf dem Mikronährstoffmarkt: welch Wunder bei der dortigen schauderhaften Ernährung! Leider ist es aber auch bei uns eine Tatsache: Fast kein Mensch ist heutzutage noch ausreichend mit Mikronährstoffen versorgt. Fast Food, Fertiggerichte, „ausgelaugte“ Böden und Pflanzen – es gibt viele Gründe für diesen Missstand. Während ein schwerer Mangel selten ist, bereitet die schleichende Unterversorgung große Sorgen.

Wie erkennen Sie, ob Sie einen Mangel an Vitaminen, Spurenelementen und Mineralien haben? Die Symptome sind vielfältig und oft irreführend. Sie reichen von Kopfschmerzen über Müdigkeit bis zu Haarausfall und Depression. Auch normale Blutuntersuchungen helfen nicht weiter, da nur schwere Mangelzustände erfasst werden. Über spezielle Laborchecks ist es heute jedoch möglich, auch geringe Abweichungen von sicheren, gesunden Werten zu erfassen (siehe Kapitel 2.2, Seite 31). Diese Untersuchungen sind allerdings kostenintensiv und daher nur in größeren Abständen zu empfehlen.

Mikronährstoffe

Da wir fast alle unter einem gewissen Mangelzustand leiden, ist der wichtigste Anti-Aging-Baustein eine moderne, vitalstoffreiche Kost (siehe Kapitel 3.1, Seite 36). Darüber hinaus können Sie kurmäßig oder durchgehend – je nach Ihrem gesundheitlichen Zustand und Ihrer Ernährungsform – eine Basisversorgung mit einer Kombination aus Mikronährstoffen sichern.

Neben einer modernen und gesunden Ernährung ist die Zufuhr von Mikronährstoff-Präparaten angezeigt, wenn folgende Symptome auftreten:

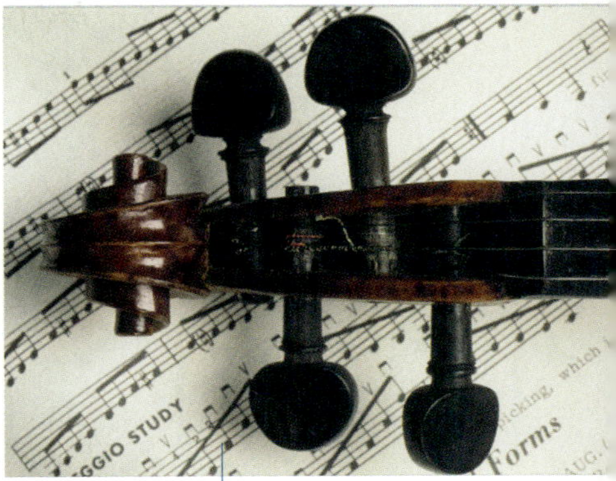

- Konzentrationsmangel
- ungeklärter Haarausfall
- Erschöpfung
- Tagesmüdigkeit
- Schlafstörungen
- unerklärte Stimmungstiefs.

Doch Achtung! Diese unspezifischen Symptome können auch andere Ursachen haben. Fragen Sie deshalb zunächst Ihren Arzt um Rat! Nur wenn die Beschwerden auch durch Laborergebnisse eindeutig auf Mangelzustände zurückzuführen sind, sollte ein gezielter, dosierter Ersatz einzelner Stoffe erfolgen – am besten individuell auf Ihre Situation abgestimmt. Bitte wenden Sie sich auch in diesem Fall an Ihren Arzt.

Setzen Sie bei Mikronährstoffen nicht auf „Solisten", sondern auf das „Orchesterprinzip"!

Das Angebot an Mikronährstoffen ist unübersehbar groß. Folgende **AUSWAHLKRITERIEN** sollten Sie berücksichtigen:

- Das „Orchester" ist sinnvoller als der „Solist": Statt Einzelsubstanzen oder zusammengewürfelten Einzelstoffen ist der natürliche Verbund an Mikronährstoffen zu empfehlen.
- Das Präparat sollte frei sein von Konservierungs- und Farbstoffen, Zuckerzusatz, Süßstoff und Aromastoffen. Kapseln sollten ohne Gelatine hergestellt sein, zumindest muss BSE-Freiheit garantiert sein (achten Sie auf die Kennzeichnung am Produkt). Das Mittel muss möglichst glutenfrei sein, weder Weizen noch Milchprodukte (Laktose) enthalten und schadstofffrei sein (Kennzeichnung!).
- Bevorzugen Sie Extrakte aus Pflanzen. Die biologische Verwertung der Mikronährstoffe, die so genannte Bioverfügbarkeit, ist aus natürlichen Quellen sehr viel höher als bei synthetischen Produkten.
- Für die Pflanzenextrakte sollten heimische Obst-, Gemüse- und Kräuterprodukte verwendet werden. Unbekannte exotische Früchte verursachen in unserem Kulturkreis nicht selten Unverträglichkeiten.
- Die Pflanzen sollten möglichst aus kontrolliert biologischem Anbau stammen.

Wenn Sie diese Kriterien anlegen, reduziert sich die Auswahl der angebotenen Präparate deutlich. Die Dosierung unterscheidet sich je nach Präparat. Nehmen Sie das von Ihnen ausgewählte Mittel nach der Dosierungsanleitung ein, die mitgeliefert wird.

Oder bereiten Sie sich Ihren **PERSÖNLICHEN VITALDRINK** doch selbst! Aus Gemüse und Obst können Sie mit einer Saftpresse einen frischen, wertvollen Schluck Gesundheit herstellen: Nutzen Sie zum Beispiel Rote Bete, Möhren, Sellerie, Weißkohl, Äpfel, Birnen – einfach das, was Sie mögen und vertragen.

Empfehlenswerte Nährstoffpräparate

Multivitamin und Mineralien für Erwachsene (Fa. Bio-Status)	Vitamine in Nährstoffkomplexen, dadurch bessere Aufnahme. Große Vielfalt, ohne jegliche Zusatzstoffe, kein genmanipuliertes Material. Muss nur einmal täglich eingenommen werden.
Bärlauch ABCE Granulat (Fa. Dr. Pandalis)	Urheimisches Produkt, Bärlauch ist eine wichtige Heilpflanze mit hohem Eisen- und Magnesiumgehalt. Sehr gute Produktqualität; Granulateinnahme ist ggf. gewöhnungsbedürftig. Das Sortiment umfasst weitere Kombinationen in vegetabilen Kapseln.
Bio-Sanddorn Multivital plus Weizenkeimöl (Fa. BioDoc)	Enthält den heimischen Sanddorn und Weizenkeimöl in Bioqualität. Restliche Vitamine sind zugesetzt.
Vibracell (Fa. Vivawenzel)	Konzentrat aus Wildkräutern, Gemüse, Obst. Ohne Zusätze, ohne Süßstoff. Zum Verdünnen (1:15).
Multitaleen (Fa. Ihle Vital)	Vitalstoffkonzentrat aus ökologisch angebauten Früchten. Enthält Lactobazillen und Bifiduskeime, außerdem Weizenvollkorn, Papaya- und Mangoextrakt.

Ist Ihr Bedarf an Mikronährstoffen höher, ist gar bei einem Laborcheck ein Mangel festgestellt worden, dann müssen Sie Kompromisse eingehen. Wenn größere Mengen zugeführt werden sollen, ist der Einsatz **SYNTHETISCHER MITTEL** manchmal unvermeidbar. Lassen Sie sich die Substanzen dann am besten individuell nach dem Laborergebnis zusammenstellen.

Vom Hersteller muss dabei berücksichtigt werden, dass nicht alle Mikronährstoffe gemeinsam in einem Produkt verarbeitet werden dürfen. So sollten Eisen und Zink ebenso wie Kupfer und Zink nicht gemeinsam eingenommen werden. Auch Kalzium und Magnesium sollten getrennt verabreicht werden. Ansonsten blockieren sich die Stoffe bei der Aufnahme gegenseitig. Das ist besonders bei den zahlreichen Fertigprodukten zu beachten. Empfehlenswert sind zum Beispiel Produkte von mk-nutripower. Diese Firma produziert nach den Richtlinien des Mikronährstoffspezialisten Burgerstein und liefert individuell zusammengestellte Präparate.

Ein Hinweis zur Einnahme von Zinkpräparaten: Achten Sie darauf, dass das Zink an Histidin gebunden ist (z. B. Curazink).

Süßwasseralgen

Süßwasseralgen gehören zu den ältesten Pflanzen der Erde. Das heißt, dass sie den Kampf ums Überleben bisher erfolgreich geführt haben. Das verdanken sie vermutlich ihrer unglaublichen Vielfalt an Inhaltsstoffen: Vitamine, Spurenelemente, Mineralien und Aminosäuren. Ihre Zusammensetzung macht die Süßwasseralgen zu idealen Versorgern mit Vitalstoffen. Sie eignen sich für eine Basisbehandlung in jeder Jahreszeit. Bei der Behandlung haben sich **SPIRULINA-** und **CHLORELLA-ALGEN** bewährt, die unter kontrollierten Bedingungen gezüchtet wirden.

Algen-Kur

Für Ihre Basisversorgung mit Mikronährstoffen machen Sie mehrmals im Jahr für sechs Wochen eine Algen-Kur oder verwenden Sie sie dauerhaft: einmal täglich zwei bis vier Tabletten.

OPC – Wunder aus Weintrauben

Von freien Radikalen haben Sie in diesem Buch schon gelesen (Kapitel 1.3, siehe Seite 13). Schutz dagegen bieten die so genannten „Radikalfänger“: die Vitamine A, C und E, Betacarotin (die Vorstufe von Vitamin A) sowie die Spurenelemente Selen und Zink.

Die Fähigkeit dieser Vitalstoffe, freie Radikale zu binden, wird durch eine Substanzgruppe namens OPC noch weit übertroffen, besonders

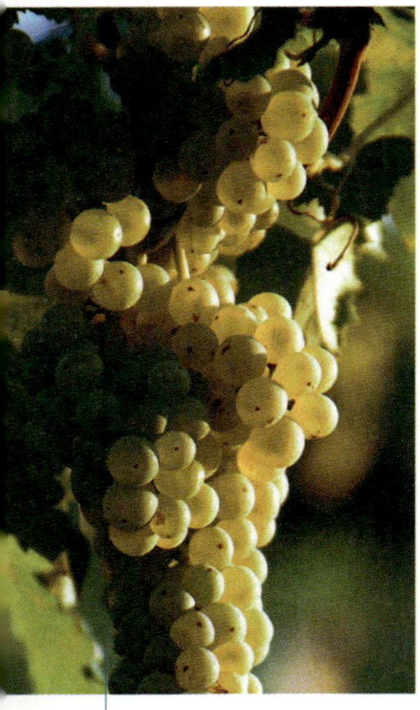

Weintrauben enthalten viel OPC und sind daher gute „Radikalfänger".

wenn sie mit Vitamin C kombiniert wird. OPC steht für „Oligomere Procyanidine". Weintrauben enthalten in Kern und Schale einen hohen Anteil an OPC. Das erklärt die gesundheitsfördernde Wirkung gerade des Rotweins. Es gibt einige hochwertige OPC-Präparate auf dem Markt, die nach den gleichen Kriterien wie die Mikronährstoffpräparate ausgewählt werden sollten. Und nicht vergessen: Immer nur in Kombination mit Vitamin C! Machen Sie mehrfach im Jahr für sechs Wochen eine „OPC-Kur": zum Beispiel mit OpeCe (Fa. Bio-Status, dreimal täglich 2 Tabletten) oder mit Traubenkernextrakt Kapseln OPC 100 (Fa. Vivawenzel, dreimal täglich 2 Kapseln).

Was nehme ich wann?

Natürlich sollen Sie Ihren Tag nicht mit der Einnahme unzähliger Tabletten, Kapseln und Extrakte verbringen. Wählen Sie „Ihre" Kombination nach den Kriterien im folgenden Kasten aus:

Individuell kombinieren

Ich ernähre mich gesund, habe keine größeren Belastungen und möchte vorbeugen.

- *Algen-Kur:* dreimal im Jahr über sechs Wochen eine Kur mit Süßwasser-Algen oder
- *Multi-Kur:* dreimal im Jahr über vier Wochen eine Kur mit einem hochwertigen „Multi-Präparat"

Meine Ernährung ist nicht optimal, ich habe häufiger Stressbelastungen, fühle mich gelegentlich erschöpft.

- *Multi-Kur:* zweimal im Jahr über drei Monate eine Kur mit einem der oben genannten „Multi-Präparate"

Ich ernähre mich nicht gesund, es mangelt an Frischkost, ich habe starke Belastungen und fühle mich oft ausgelaugt.

- *Täglich:* eines der oben genannten „Multi-Präparate" und
- *OPC-Kur:* mehrmals im Jahr über sechs Wochen eine OPC-Kur

Ihr individuelles Gesundheitsprogramm | 3.13

Sie wissen nicht recht, was Sie aus den vorgestellten Programmen für sich auswählen sollen? Dann hilft Ihnen die folgende Übersicht, in der Sie „Ihren Typ“ sicherlich wiederfinden werden!

Drei individuelle Gesundheitsprogramme

Typ A: Ich bin viel unterwegs, esse häufig auswärts und habe wenig Zeit für mich.

- Täglich Zungenreinigung
- Täglich Heiß-Wasser-Kur (Thermoskanne mitnehmen)
- Täglich Kräutertee trinken
- Immer viel Gemüse und Kartoffeln auf dem Teller
- Bittermittel dabeihaben, immer vor dem Essen einnehmen
- Täglich Mikronährstoffe (Basismittel, gelegentlich Laborcheck)
- Mindestens einmal täglich 10–15 Min. Entspannungsübung
- Nach Jahreszeit: Stärkung mit Moderner Homöopathie
- Im Urlaub: „Aktivurlaub“, Fasten?

Merke: Könnten Sie Ihren Lebensrhythmus verändern? Bitte denken Sie auch an sich!

Typ B: Ich will etwas für mich tun, habe aber in der Woche nicht viel Zeit.

- Täglich Zungenreinigung und Ölziehen
- Täglich Heiß-Wasser-Kur (Thermoskanne mitnehmen)
- Täglich Kräutertee trinken
- Täglich 15 Minuten Entspannungsübung
- Zumindest am Wochenende moderates Bewegungstraining
- Kurmäßig: Darmreinigung und Entsäuerung
- Kurmäßig: Mikronährstoffe
- Nach Jahreszeit: Stärkung mit Moderner Homöopathie

Merke: Sind 20 Minuten pro Tag für Ihre Gesundheit wirklich nicht drin?

Drei individuelle Gesundheitsprogramme

Typ C: Ich nehme mir Zeit für intensive Maßnahmen.

- Täglich Zungenreinigung und Ölziehen
- Täglich Heiß-Wasser-Kur (Thermoskanne mitnehmen)
- Täglich Kräutertee trinken
- Täglich mindestens einmal 15 Minuten Entspannungsübung
- Täglich Bittermittel vor dem Essen
- Dreimal pro Woche moderates Bewegungstraining
- Kurmäßig: Darmreinigung und Entsäuerung
- Kurmäßig: Stärkung mit Moderner Homöopathie
- Nach Jahreszeit: Organpflege

Merke: Spüren Sie nach einiger Zeit, wie gut es Ihnen geht?

4 Wechseljahre der Frau

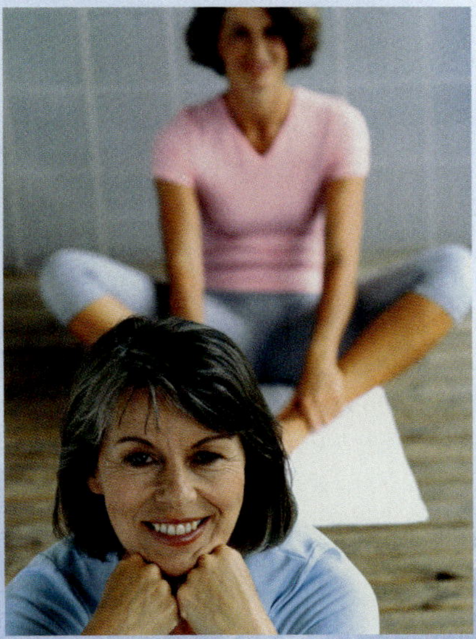

4 | Wechseljahre der Frau

In den Wechseljahren – dem so genannten Klimakterium – gerät das hormonelle Gleichgewicht durcheinander, weil sich der Organismus an die Reduzierung der Sexualhormone anpassen muss. Die beiden wichtigsten Sexualhormone der Frau sind Östrogene und Gestagene. Die **ÖSTROGENE** werden vorwiegend in den Follikeln (Eibläschen) der Eierstöcke, in geringerer Menge auch in der Nebennierenrinde und im Fettgewebe hergestellt. Die **GESTAGENE** entstehen vorwiegend im Gelbkörper und weniger in der Nebennierenrinde. Während die Östrogene für die erste Zyklushälfte zuständig sind, bestimmen die Gestagene die Vorgänge in der zweiten Zyklushälfte. Die Bildung der beiden Hormone steuern ein Teil des Zwischenhirns (Hypothalamus) und die Hirnanhangsdrüse (Hypophyse).

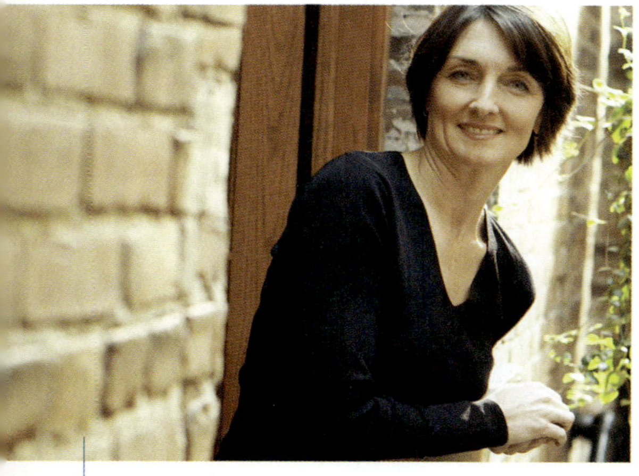

Die Mehrheit der Frauen hat keine größeren Wechseljahresbeschwerden.

Im Klimakterium kommt es zu großen Veränderungen in diesem hormonellen Regelkreis. Ausgelöst werden sie durch das Altern der Eierstöcke. Die Eierstöcke bilden sich zurück, die Follikel sind fast aufgebraucht. Daher nimmt die Hormonproduktion in den Eierstöcken immer weiter ab. Die Hirnanhangsdrüse versucht, doch noch Follikel reifen zu lassen, indem sie das follikelstimulierende Hormon FSH ausschüttet. Durch die FSH-Produktion gerät die hormonelle Balance völlig durcheinander. Es können körperliche und seelische Beschwerden entstehen, bis sich im Körper ein neues hormonelles Gleichgewicht eingestellt hat. Die meisten Frauen merken eine Veränderung zuerst an der Regelblutung. Der Zyklus wird kürzer oder länger, die Stärke der Blutung schwankt von Mal zu Mal. Zu Beginn der Wechseljahre treten auch oft Schlafstörungen auf.

Die Mehrheit der Frauen hat keine größeren Probleme körperlicher oder seelischer Natur – bei einem Drittel entwickeln sich aber so genannte klimakterische Beschwerden. Stimmungsschwankungen sind häufig, viele Frauen leiden unter Antriebslosigkeit, Reizbarkeit und Konzentrationsstörungen bis hin zu Depressionen. Die häufigsten Beschwerden in den Wechseljahren sind Hitzewallungen und Schweißausbrüche. Auch klagen manche Frauen über Herzklopfen, Schwindelgefühle, Kopf- und Gelenkschmerzen.

Hormontherapie im Klimakterium? | 4.1

Jahrelang wurden hunderttausende Frauen wegen klimakterischer Beschwerden mit Hormonen behandelt. Im Jahr 2000 haben in Deutschland vier bis fünf Millionen Frauen Hormone eingenommen. „Weiblich und über 50 Jahre" – in der Frauenarztpraxis wurde ein Rezept für ein Hormonpräparat ausgestellt. Die Frauen wurden oft gar nicht gefragt – eine Hormonersatztherapie galt als der „goldene Weg".

Seitdem im Jahr 2002 die „WHI"-Studie, an der 27.000 Frauen teilnahmen, frühzeitig abgebrochen werden musste, endete diese „Östrogenepoche". Unter der Hormonersatztherapie hatten die Frauen ein deutlich höheres Risiko für Brustkrebs, Durchblutungsstörungen der Herzkranzgefäße, Schlaganfall und Lungenembolien entwickelt. Auch wenn manche Frauenärzte die Durchführung der WHI-Studie kritisieren, wird inzwischen weltweit vor einer undifferenzierten Hormonersatztherapie gewarnt.

Basismittel der Naturheilkunde | 4.2

Naturheilkundlich tätige Ärzte haben schon immer von der Hormonersatztherapie abgeraten. Bei den Wechseljahren handelt es sich in der Regel nicht um eine behandlungsbedürftige Hormonmangelkrankheit! Falls Sie dennoch Beschwerden und Probleme in den Wechseljahren haben, bietet die Naturheilkunde viele Möglichkeiten, damit zurechtzukommen.

„Wechseljahres-Pflanzen"

Zwei naturheilkundliche Präparate spielen eine große Rolle, um sanft das hormonelle Gleichgewicht auf einem anderen Niveau wieder herzustellen: Agnus castus, der Mönchspfeffer, und Cimicifuga racemosa, die Traubensilberkerze.

> Die **TRAUBENSILBERKERZE** kam aus Amerika zu uns. Sie wirkt durch hormonartige Substanzen, hilft bei Hitzewallungen, verbessert die Knochendichte, senkt Bluthochdruck, lindert Krämpfe der Gebärmutter und bessert Depressionen im Klimakterium.

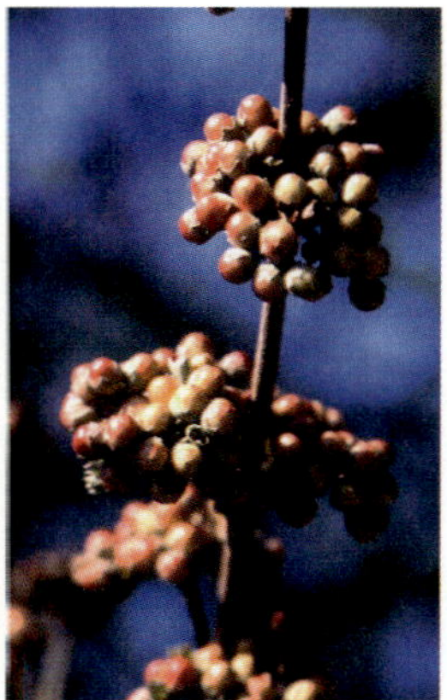

Der Mönchspfeffer wirkt ausgleichend auf den Hormonhaushalt.

> Schon im Altertum war der **MÖNCHSPFEFFER** hoch angesehen. In der heutigen Zeit werden seine Wirkungen neu erforscht. Die Pflanze hat eine Hormonwirkung auf die Eierstöcke und balanciert den monatlichen Regelverlauf aus.

Weitere naturheilkundliche Pflanzenpräparate finden Sie in der folgenden Zusammenstellung. Sie können diese Medikamente zusätzlich zu Agnus castus oder Cimicifuga einnehmen und auch die natürlichen Heilpflanzen miteinander kombinieren. Die Urtinkturen sind zum Beispiel von der Firma Alcea erhältlich.

Heilpflanzen in den Wechseljahren

Beschwerden	Heilpflanze	Mittel	Dosierung
Vorzeitiges Einsetzen der Wechseljahre	Rosmarin (Rosmarinus officinalis)	Rosmarinus Urtinktur	dreimal täglich 3 Tropfen
Vorzeitiges Einsetzen der Wechseljahre, sexueller Rückzug	Frauenmantel (Alchemilla)	Alchemilla Urtinktur	dreimal täglich 3 Tropfen
Depressive Verstimmungen	Johanniskraut (Hypericum)	Neuroplant 1x1	einmal täglich 1 Tablette
Erschöpfung, Nervosität, depressive Verstimmungen	Hafer (Avena sativa)	Avena sativa Urtinktur	dreimal täglich 3 Tropfen
Gebärmuttersenkung	Gänseblümchen (Bellis perennis) oder Esche (Fraxinus excelsior)	Bellis perennis Urtinktur, Fraxinus excelsior Urtinktur	dreimal täglich 3 Tropfen

Heilpflanzen in den Wechseljahren

Beschwerden	Heilpflanze	Mittel	Dosierung
Hitzewallungen mit Schweißausbrüchen	Salbei (Salvia officinalis) oder Holunder (Sambucus niger)	Salvia Urtinktur, Sambucus niger Urtinktur	dreimal täglich 3 Tropfen
Herzbeschwerden	Weißdorn (Crataegus)	Crataegutt novo 450	zweimal täglich 1 Tablette
Nervöse Unruhe	Melisse (Melissa officinalis)	Melissa officinalis Urtinktur	dreimal täglich 3 Tropfen
Sexual- und Libidoprobleme	Yamswurz (Dioscorea villosa)	Dioscorea D2	dreimal täglich fünf Globuli

Moderne Homöopathie

Für Frauen in den Wechseljahren gibt es bewährte homöopathische Komplexmittel, die Sie als Basismittel – also zur allgemeinen Unterstützung, nicht gegen ganz spezielle Beschwerden – einsetzen können. Mittel gegen spezielle Beschwerden sind in Extrakapiteln beschrieben. Vergleichen Sie einfach die Symptome in der folgenden Tabelle mit Ihren eigenen Beschwerden und nehmen Sie das entsprechende Mittel ein. Es kann Ihnen helfen!

> **SELBSTBEHANDLUNG:** Bei der homöopathischen Selbstbehandlung richten Sie sich am besten nach unseren Einnahmevorschlägen. Allgemein gilt: Bei einer akuten Erkrankung nehmen Sie 5 Globuli der Potenz D6 dreimal täglich ein.

WICHTIG: Alle Globuli, Tabletten und Tropfen der homöopathischen Mittel müssen Sie langsam im Mund zergehen lassen. Die Wirkstoffe werden von der Mundschleimhaut aufgenommen. Wenn Sie Zweifel bei der Mittelwahl haben, Ihre Beschwerden nicht besser werden oder Sie an einer länger währenden oder chronischen Krankheit leiden, wenden Sie sich möglichst an einen Arzt mit der Zusatzbezeichnung Homöopathie.

Die Mittel der Modernen Homöopathie besitzen eine wirkungsvolle Komposition einzelner Homöopathika.

Basismittel der Modernen Homöopathie

Symptome	Mittel	Dosierung
Migräne, Erschöpfung, nervöse Störungen, depressive Verstimmungen, Herz-Kreislauf-Beschwerden, Hitzewallungen	Klimakteel T	dreimal täglich 1 Tablette
Wechselnde Stimmungslagen, Unruhe, Hitzewallungen, Schweißausbrüche, innere Spannung	Klimax Gastreu	dreimal täglich 10-15 Tropfen vor den Mahlzeiten, bei Besserung nur noch dreimal täglich 3-6 Tropfen
Schwäche, Kopfschmerzen, depressive Verstimmungen, verlängerte Regelblutung	Pascofemin	dreimal täglich 15 Tropfen
Hitzewallungen, Zyklusunregelmäßigkeiten	Alchemilla compositum	ein- bis dreimal täglich 2-5 Tropfen
Zyklusstörungen, vorzeitiges Klimakterium	Hormeel SNT	dreimal täglich 10 Tropfen
Depressive Verstimmungen, Kopfschmerzen, Hitzewallungen, Gewichtszunahme	Mulimen	dreimal täglich 1 Tablette, bei akuten Beschwerden alle 30 Minuten 1 Tablette (max. 2 Stunden)

Wenn Sie stärkere Beschwerden haben, können Sie ergänzend Ihren naturheilkundlich versierten Arzt bitten eine Infusionsserie durchzuführen (siehe Kasten). Gleichzeitig ist es wichtig Ihren Stoffwechsel anzuregen und den Körper zu entgiften. Hinweise dazu erhalten Sie in den Kapiteln 3.6 bis 3.8 (Seite 52).

Basisinfusion Wechseljahre

- Ovarium suis-Injeel
- Placenta suis-Injeel
- Sanguinaria-Injeel
- Hormeel SN

Empfehlung: pro Infusion jeweils 1 Ampulle von jedem Mittel; 2 Infusionen pro Woche über fünf Wochen (10 Infusionen insgesamt).

Phytoöstrogene – die sanften Hormone?

Nachdem die Ära der Hormonersatztherapie zu Ende gegangen ist, sehen viele Ärzte eine Alternative für Patientinnen mit Wechseljahresbeschwerden in den so genannten Phytoöstrogenen. Hierbei handelt es sich um Pflanzen, die eine hormonähnliche Wirkung im menschlichen Körper haben. Die Phytoöstrogene werden in drei Gruppen eingeteilt:

- **ISOFLAVONE** finden sich unter anderem in vielen Obst- und Gemüsesorten. Der wichtigste Isoflavonlieferant ist Soja.
- **LIGNANE** sind in Beeren und Vollkorngetreideprodukten, besonders in Leinsamen enthalten.
- Die wirksamsten Lieferanten der **COUMESTANE** sind Alfalfasprossen und Rotklee.

Studien haben gezeigt, dass Frauen im asiatischen Raum deutlich weniger Wechseljahresbeschwerden wie Hitzewallungen haben als Frauen in westlichen Ländern. Als Erklärung wird der hohe Phytoöstrogenanteil der asiatischen Ernährung herangezogen. Es hat sich gezeigt, dass 45 Prozent aller Frauen unter der Gabe von Pflanzenhormonen ein deutliches Nachlassen der Hitzewallungen verspüren. Phytoöstrogene, vor allem die Isoflavone Genistein und Daidzein, werden auch zur Osteoporose-Vorbeugung eingesetzt. Diese Stoffe gibt es in verschiedenen Formen im Handel, zum Beispiel als Genistein Phytoöstrogen. Nehmen Sie gegen Hitzewallungen und zur Osteoporose-Prophylaxe 1–2 Kapseln pro Tag.

Die Pflanzenhormone ähneln in ihrem Wirkungsmechanismus dem menschlichen Östrogen. Daher warnen manche Ärzte wegen der östrogenähnlichen Wirkung vor diesen Präparaten.

4.3 | Hilfe bei Hitzewallungen

Die so genannte „fliegende Hitze“ in den Wechseljahren ist sehr lästig. Wie aus heiterem Himmel und möglichst noch in einem völlig unpassenden Augenblick durchströmt die Hitze den Körper. Auch nachts „schwimmen“ viele Frauen im Bett. Während andere sich einen warmen Sommer wünschen, sind sie in den Wechseljahren froh um jeden kühlen Tag.

Hitzewallungen müssen nicht mit Hormontabletten oder mit Hormonpflastern behandelt werden. Es gibt eine Palette von natürlichen Heilstoffen als pflanzliche oder homöopathische Mittel.

Zwei wertvolle Pflanzen

Salbei reguliert den Schweiß
Das beste pflanzliche Arzneimittel bei Hitzewallungen mit viel Schweiß ist Salbei (Salvia officinalis). Er ist kein „Schweiß-Stopper“, sondern eine Heilpflanze, die auf der körperlichen und der seelischen Ebene ausgleichend wirkt.
Salbei hat eine stark schweißhemmende Wirkung, indem er den Wärmeüberschuss reguliert. Auf der psychischen Ebene unterstützt die Pflanze die Empfänglichkeit für neue Impulse von außen und innen, für neue Aufgaben und Interessen.

Holunder stärkt
Nicht weniger bekannt und geschätzt ist der Schwarze Holunder (Sambucus niger), der seit dem Altertum als Heilpflanze angewendet wird. Er greift regulierend in den Stoffwechsel ein. Holunder hilft bei Hitzewallungen mit Schweißen, die zu einer Schwächung führen.

Stufentherapie gegen Hitzewallungen

Bei Hitzewallungen ist eine Stufentherapie besonders sinnvoll: Beginnen Sie mit den Mitteln der Stufe 1 und 2. Falls nach etwa einem Monat keine Besserung eingetreten ist, nehmen Sie noch Phytoöstrogene dazu

(Stufe 3). Wenn Sie dann immer noch keine Besserung der Hitzewallungen verspüren, kombinieren Sie das Ganze mit dem Sanguinaria-Programm (Stufe 4). Haben Ihre Beschwerden deutlich nachgelassen, nehmen Sie über einige Monate noch das Basismittel Klimakteel T ein.

- **1. STUFE:** Basismittel (zum Beispiel Klimakteel T, siehe Seite 86)
- **2. STUFE:** zusätzlich ein Pflanzenheilmittel, zum Beispiel Salbei (siehe Seite 88)
- **3. STUFE:** zusätzlich Phytoöstrogene wie Soja oder Rotklee, z. B. Phyto Soya Kapseln oder Menoflavon Kapseln (einmal täglich 1 Kapsel).
- **4. STUFE:** zusätzlich Sanguinaria D12 (einmal täglich 5 Globuli; eine noch bessere Wirkung kann erzielt werden, wenn Ihr Arzt zweimal wöchentlich eine zusätzliche Injektion mit Sanguinaria-Injeel durchführt)
  - \+ Remifemin (zweimal täglich 1 Tablette)
  - \+ Sambucus comp. (dreimal täglich 5 Globuli; bei starken Hitzewallungen bis zu zweistündlich).

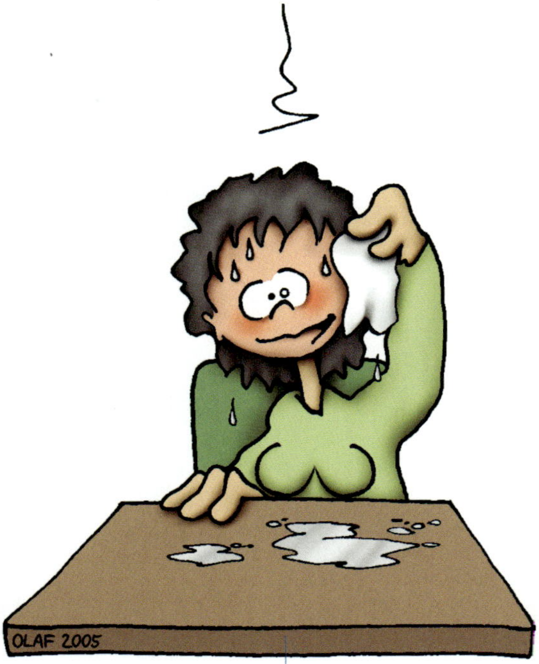

Herrlich, wenn die Hitzewallungen endlich vorbei sind!

Homöopathische Einzelmittel

Diese Behandlung der Hitzewallungen lässt sich sehr gut durch homöopathische Mittel ergänzen, die in der folgenden Tabelle dargestellt werden. Von allen Mitteln nehmen Sie jeweils einmal täglich 5 Globuli der Potenz D12.

Bei der Einnahme von homöopathischen Einzelmitteln ist es sehr wichtig, dass Sie das passende Mittel treffen. Deshalb sind in der Tabelle die Mittel in Gruppen eingeteilt. Entscheidend für die Mittelauswahl ist, ob Sie bei den Hitzewallungen eher ein rotes oder ein blasses Gesicht haben, ob Sie eher schwach oder kräftig sind.

Beginnen Sie jeweils mit dem fett gedruckten Hauptmittel. Falls die Beschwerden sich nicht bessern, kombinieren Sie zwei Mittel aus der jeweiligen Zeile.

Homöopathika bei Hitzewallungen		
Symptome	**Hauptmittel**	**Weitere Mittel**
Rotes Gesicht	**Glonoinum**	Sanguinaria, Lachesis, Belladonna, Sulfur
Blasses Gesicht	**Sepia**	Manganum, Jaborandi, Tabacum, Calcium
Schlank, schwach	**Stannum**	Acidum sulfuricum, Acidum nitricum, China
Übergewichtig	**Graphites**	Sulfur, Sabina

4.4 | Erschöpfung und Depressionen

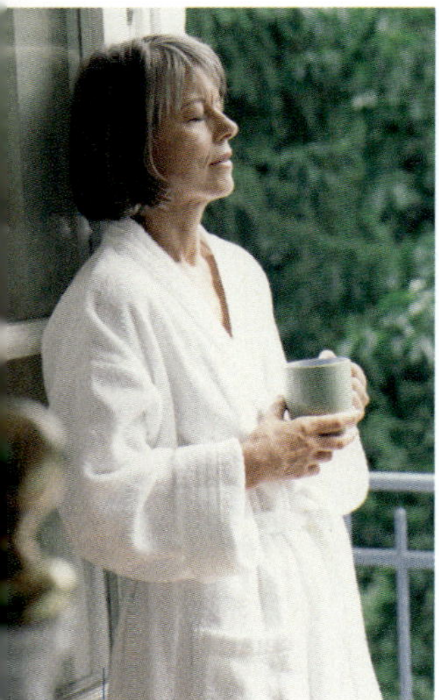

Traurig, lustlos oder reizbar: Mit den Wechseljahren kommen oft Stimmungsschwankungen.

Neben Hitzewallungen und Schweißausbrüchen leiden viele Frauen in den Wechseljahren unter Stimmungsschwankungen, erhöhter Reizbarkeit und Lustlosigkeit bis hin zu depressiven Verstimmungen. Sie wachen morgens auf und denken: „Was soll das eigentlich alles – warum stehe ich überhaupt auf?“ Viele Frauen sind darüber hinaus erschöpft – vom Alltag, dem Beruf, den Problemen mit den Kindern, von den Ansprüchen des Ehemanns, von der Versorgung kranker Eltern und von vielem mehr.

Kennen Sie dieses Gefühl? Die Beschwerden machen auch Frauen zu schaffen, die solche Probleme bisher gar nicht kannten. Frauen, die immer optimistisch, gut gelaunt und aktiv im Leben waren. Mit den folgenden Tipps finden Sie wieder ins seelische Gleichgewicht zurück.

Erschöpfung

Wenn Sie das Gefühl haben, „in ein Loch gefallen“ zu sein, sich in einem „Tief“ zu befinden, aus dem Sie nicht allein herauskommen, wenn Sie Ihren Alltag nicht mehr bewältigen können und einfach nur erschöpft und kaputt sind, dann kann Ihnen das „homöopathische Säure-Trio“ helfen. Nehmen Sie jeweils von einem Mittel zweimal in der Woche (also zum Beispiel Dienstag und Freitag) fünf Globuli ein. Wechseln Sie dabei jede Woche das Mittel wie angegeben. Empfehlenswert ist eine Einnahmedauer von insgesamt sechs Wochen.

- 1. und 4. Woche: Acidum picrinicum D30
- 2. und 5. Woche: Acidum phosphoricum D30
- 3. und 6. Woche: Acidum sulfuricum D30.

Sind Sie schon länger erschöpft, fühlen sich völlig ausgelaugt und von Ihren Mitmenschen „ausgesaugt"? Dann ist die folgende Kombination für Sie das Richtige:

- Ginseng compositum N (dreimal täglich 10 Tropfen)
  + China-Homaccord S (dreimal täglich 10 Tropfen)
  + Aletris-Heel (dreimal täglich 1 Tablette).

Wenn Sie sich besser fühlen, können Sie die Mittel langsam reduzieren. In hartnäckigen Fällen ist oft eine Infusionskur notwendig. Ideal sind fünf bis zehn Infusionen. Mit dem folgenden „Goldstandard bei Erschöpfung" kommen Ihre Lebensgeister wieder – wenden Sie sich deswegen an Ihren naturheilkundlich arbeitenden Arzt:

- Spezielle Stoffwechselreinigung mit:
  - Solidago virgaurea-Injeel
  - Hepar compositum N
  - Nux vomica-Homaccord
- Neuro-Injeel plus Tonico-Injeel
- Katalysatoren des Zitronensäurezyklus (homöopathische Ampullen)
- zusätzlich intramuskulär Ubichinon compositum Ampullen plus Coenzyme compositum Ampullen.

Die genaue Therapie besprechen Sie bitte mit Ihrem Arzt.

Stimmungsschwankungen

Manche Frauen klagen in den Wechseljahren über Stimmungsschwankungen, Konzentrationsstörungen, Kreislaufprobleme, Antriebslosigkeit – einfach über einen unerfreulichen Mix an körperlichen und

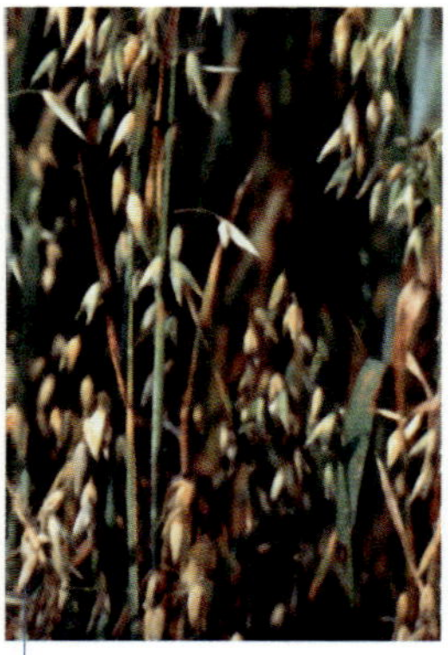

Avena sativa, der Hafer, gleicht aus, belebt und macht gute Laune.

seelischen Problemen. Diese Situation ist einerseits Ausdruck der Hormonumstellung im Körper. Andererseits ist die Labilität der Psyche auch Ausdruck einer tiefen Veränderung, eines Wechsels zu einem anderen, einem neuen Gleichgewicht, das den veränderten Lebensumständen entspricht. Dieses neue Gleichgewicht muss aber erst gefunden werden – auf körperlicher, seelischer und geistiger Ebene.

In einer solchen Situation ist **AVENA SATIVA**, der Hafer, ein wunderbares Mittel. Es entfaltet bei Stimmungsschwankungen in den Wechseljahren eine tief gehende Wirkung. Avena sativa hilft, wenn wir „unsere Mitte" verloren haben, es pendelt den Lebensrhythmus wieder ein. Verantwortlich dafür ist, dass Hafer einen hormonähnlichen Stoff enthält, der belebt und gute Laune macht. Nehmen Sie dreimal täglich fünf Tropfen Urtinktur Avena sativa (zum Beispiel von Alcea) ein. Avena sativa hilft

- wenn Sie sich gejagt fühlen
- wenn Sie Ihre Aufgaben kaum bewältigen können
- wenn Sie nervös sind
- wenn Sie deprimiert sind
- wenn Ihnen im Alltag alles zu viel wird
- bei nervösen Erschöpfungszuständen
- wenn Sie unter starkem Zeitdruck arbeiten müssen
- bei gestörtem Schlaf-Wach-Rhythmus.

Sehr gut wirksam sind auch homöopathische **KOMPLEXMITTEL**, in denen Hafer mit anderen Wirkstoffen kombiniert ist. Wenn Sie diesen Weg probieren möchten, nehmen Sie Neurexan oder Noxom S in folgender Dosierung ein: Neurexan zweimal täglich 1 Tablette oder Noxom dreimal täglich 10 Tropfen.

Depressionen

Wenn Sie unter depressiven Verstimmungen leiden, sollten Sie zunächst einige ganz allgemeine Ratschläge beherzigen. Versuchen Sie Ihren Tag selbst zu bestimmen, lassen Sie sich nicht hetzen und nehmen Sie sich „Auszeiten" für sich selbst. Probieren Sie doch einmal die Entspannungsübungen, die ab Seite 46 beschrieben sind! Oder gönnen Sie sich – am besten gegen Abend – eine **AROMATHERAPIE**. Hier drei einfache Rezepte, die sich zur Stimmungsaufhellung bewährt haben:

DUFTLAMPEN-MISCHUNG „GUTE LAUNE"

- 2 Tropfen Angelika-Öl
- 2 Tropfen Neroli-Öl

DUFTLAMPEN-MISCHUNG „INSPIRATION"

- 2 Tropfen Muskatellersalbei-Öl
- 2 Tropfen Melissen-Öl

ANTI-STRESS-ÖL

- 30 Milliliter Macadamianuss-Öl
- 2 Tropfen Angelika-Öl
- 2 Tropfen Bergamotte-Öl
- 2 Tropfen Neroli-Öl
- 5 Tropfen Rosenholz-Öl

Verwenden Sie nur naturbelassene, reine Öle. Auf dem Etikett sollte entweder die Pflanze angegeben sein, aus der das Öl gewonnen wurde, oder die Bezeichnung „genuin" sollte auftauchen.

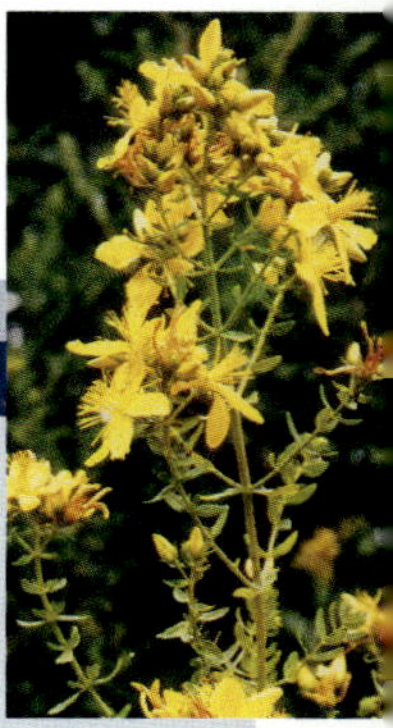

Johanniskaut – Pflanze des Lichts

Das wohl bekannteste Mittel gegen depressive Verstimmungen und leichte bis mittlere Depressionen ist das Johanniskraut (Hypericum perforatum). Es blüht zur Zeit der Sommersonnenwende, um den Tag des Heiligen Johannes herum (24. Juni). Das Johanniskraut symbolisiert das Licht; seit langem kennt man seine Kraft, dem Körper „Sonnenlicht zu geben". Wie lichtdurchdrungen die Pflanze ist, erkennt man auch an ihren goldgelben Blüten. Zerdrückt man sie mit den Fingern, tritt ein blutroter Saft aus – das so genannte Johannisblut (Hypericin). Johanniskraut ist bei depressiven Verstimmungen, bei denen man das Gefühl hat, alles sei dunkel und es fehle an Licht, sehr gut wirksam.
Vorsicht: In seltenen Fällen können durch die Einnahme von Johanniskraut sonnenbrandähnliche Entzündungen der Haut entstehen – an Stellen, die nicht von Kleidung bedeckt sind. In einem solchen Fall ist es ratsam, dass Sie mit Ihrem Arzt Rücksprache halten. Bei schwerer Lichtempfindlichkeit der Haut sollten Sie johanniskrauthaltige Medikamente nicht einnehmen. Es gibt viele gute Johanniskraut-Medikamente auf dem Markt. Zu ihnen gehören zum Beispiel Neuroplant 1x1 (einmal täglich 1 Tablette) oder Hewepsychon uno 425 (zweimal täglich 1 Dragee).

Auch die **ANTHROPOSOPHISCH AUSGERICHTETE MEDIZIN** bietet geeignete Präparate an. Bei depressiven Verstimmungen, die mit seelisch bedingten Organbeschwerden (wie Kopfschmerzen, Schwindelgefühl, Kreuzschmerzen), nervösen Erschöpfungszuständen, Stimmungsschwankungen und Konzentrationsstörungen einhergehen, hilft das Mittel Aurum / Apis regina compositum der Firma Wala (dreimal täglich 5 Globuli). Werden die Depressionen eher von Reizbarkeit, Hitzewallungen und Erschöpfung begleitet, probieren Sie das Mittel Melissa / Sepia compositum aus (dreimal täglich 5 Globuli).

Hat Ihnen keines der genannten Mittel geholfen, dann scheuen Sie sich nicht zu einem **ARZT** zu gehen. Es gibt noch weitere Medikamente in der Naturheilkunde und Homöopathie, die Ihnen helfen können. Sie müssen nicht sofort chemische Antidepressiva einnehmen, die viele Nebenwirkungen haben können. Versuchen Sie zunächst Medikamente der Biologischen Medizin!

Besprechen Sie zum Beispiel mit Ihrem Arzt die folgende **INFUSIONSKUR**, die sich in der Praxis sehr bewährt hat. Während der gesamten Kur (empfehlenswert sind zehn Infusionen bei zwei Infusionen pro Woche) nehmen Sie als Basismittel dreimal täglich eine Tablette Ypsiloheel N. Zusätzlich erhalten Sie beim Arzt Infusionen mit

- Neuro-Injeel
- Ignatia-Injeel S
- Tonico-Injeel
- Hewepsychon mono.

4.5 | Schluss mit den Migräneattacken

Bohrende Schmerzen am Hinterkopf oder hinter der Schläfe, Übelkeit und Erbrechen – viele Frauen leiden in den Wechseljahren unter Migräne. Diese Beschwerden können mehrere Ursachen haben und bedürfen auch unterschiedlicher naturheilkundlicher und homöopathischer Mittel. Überprüfen Sie die Art und Weise Ihrer Schmerzen und suchen Sie sich das passende Mittel aus der Auswahl auf den folgenden Seiten aus. Falls die Beschwerden sich nicht bessern, sollten Sie selbstverständlich Ihren Arzt aufsuchen.

Übrigens steht bei der Migräne an erster Stelle die Entgiftung (siehe Kapitel 3.6, Seite 52). Heilfasten hat sich hier als sehr wirksam erwiesen.

Auch die Akupunktur ist eine hervorragende Möglichkeit, die Migräne ohne Medikamente in den Griff zu bekommen. Probieren Sie diese Behandlung unbedingt aus.

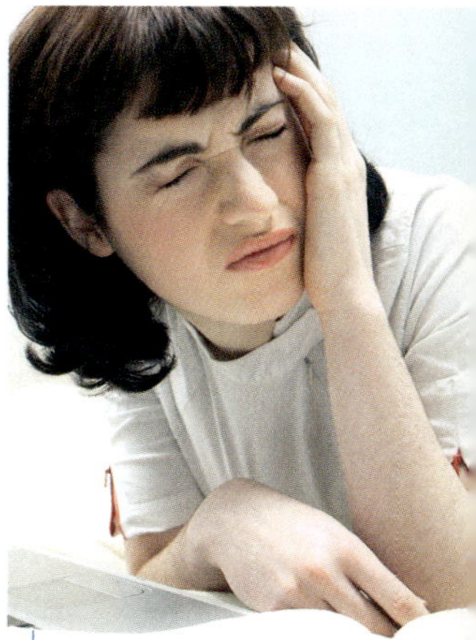

Migräneattacken lassen sich nicht nur mit Akupunktur in den Griff bekommen.

Pestwurz für den Kopf

Ein Pflanzenheilmittel hat sich in der Vorbeugung von Migräneattacken sehr bewährt: die Pestwurz. Sie ist zum Beispiel im Medikament Petadolex enthalten, durch das die Migräneattacken sehr viel seltener und weniger schwer werden können.

Empfehlenswert ist im ersten Monat eine Dosierung von täglich zweimal 3 Kapseln Petadolex und im zweiten bis sechsten Monat eine Dosierung von täglich zweimal 2 Kapseln. Danach sollten Sie mit der Einnahme dieses vorbeugenden Pflanzenmittels pausieren. Meistens hat es Ihnen schon gut geholfen. Der große Pluspunkt des Pestwurzextraktes ist seine gute Verträglichkeit.

Homöopathische Komplexmittel gegen Migräne

Bei der so genannten **„GYNÄKOLOGISCHEN MIGRÄNE“** – das ist eine Migräne zum Beispiel vor oder während der Regelblutung – eignen sich als Medikation zu Hause die Komplexmittel Antimigren und Pascofemin, die Sie zusammen einnehmen sollten: dreimal täglich 1 Tablette Antimigren plus dreimal täglich 10 Tropfen Pascofemin. Während eines Migräneanfalls können Sie die Antimigren-Einnahme alle halbe Stunde bis Stunde wiederholen – allerdings höchstens zwölfmal täglich.

Falls die Migräne Ihnen erst seit den Wechseljahren zusetzt, kann es sich um eine **ÖSTROGENMANGEL-MIGRÄNE** handeln – auch klimakterische Migräne genannt. In diesem Falle sollten Sie Migräne-Gastreu R16 versuchen. Nehmen Sie jeweils eine halbe Stunde vor den Mahlzeiten (dreimal täglich) 15 Tropfen. Bei einem Migräneanfall können Sie halbstündlich 10 Tropfen, bei Besserung der Migräneattacke 10 Tropfen stündlich einnehmen. Eine Höchstdosierung von zwölf Einzelgaben sollte nicht überschritten werden.

Geht Ihre **MIGRÄNE VOM NACKEN** aus, haben sich auch Spigelon oder Gelsemium-Homaccord Tropfen bewährt (dreimal täglich 10 Tropfen, während eines Anfalls jede Viertelstunde 10 Tropfen).

Homöopathische Einzelmittel gegen Migräne

Wenn Sie homöopathische Einzelmittel bevorzugen, suchen Sie sich aus der folgenden Auflistung „Ihr" Mittel heraus. Die Dosierung ist für alle Mittel gleich: jeweils Potenz D6, dreimal täglich 5 Globuli. Im Anfall können Sie die Mittel bis zu viermal stündlich einnehmen.

Migräne-Homöopathika

Beschwerden	Homöopathikum
Migräne immer „sonntags", wenn Sie nicht arbeiten müssen	Iris versicolor
Migräne mit Nervosität, Reizbarkeit, Zittrigkeit	Coffea
Migräne mit Blutandrang zum Kopf	Sanguinaria
Jede Bewegung verschlimmert die Beschwerden, Sie brauchen unbedingte Ruhe, der Kopf scheint zu bersten	Bryonia

Akupressurpunkt Di4 (Bild oben) und Akupressurpunkt KS9 (Bild unten)

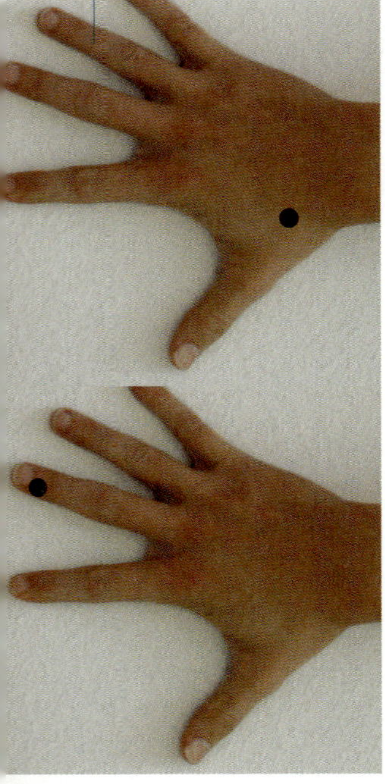

Akupressur bei Migräne

Zusätzlich zu den von uns vorgeschlagenen Medikamenten kann Ihnen bei Migräne die Akupressur helfen. Eine Akupressur können Sie gut selbst durchführen: Sie stimulieren durch Druck einen der beiden beschriebenen und abgebildeten Akupunkturpunkte, massieren ihn fünf bis zehn Minuten lang und verschaffen sich so Erleichterung.

- Dickdarm 4 (Di4), bei Kopfschmerzen und Verspannungen: Um den Punkt zu finden, pressen Sie Zeigefinger und Daumen aneinander. Suchen Sie auf dem entstehenden Muskelwulst den schmerzhaften Punkt.
- Kreislauf-Sexualität 9 (KS9), bei Migräne mit Blutandrang zum Kopf: Der Akupunkturpunkt liegt im Nagelfalzwinkel des Mittelfingers zum Daumen hin.

Wenn die Gebärmutter Probleme macht | 4.6

Vielen Frauen macht in den Wechseljahren ihre Gebärmutter Probleme. So kann es zur Senkung der Gebärmutter kommen, die eventuell zur Inkontinenz führt. Gutartige Tumoren können sich ausbilden: die Myome. Oft leiden die Frauen auch unter Blutungsunregelmäßigkeiten – die Periode bleibt ganz aus, ist extrem stark oder tritt nur als Schmierblutung auf.

Myome

Nach dem 30. Lebensjahr hat etwa jede vierte Frau Myome. Sie sind die häufigsten gutartigen Tumore bei der Frau. Meist führen Myome nicht zu Beschwerden – sie können allerdings verantwortlich sein für ein Druckgefühl im Unterleib, starke und schmerzhafte Regelblutungen, Blutungen außerhalb der Menstruation sowie ständigen Harndrang. Myome sind ein Hauptgrund zur Entfernung der Gebärmutter (Hysterektomie).

Die Gebärmutterentfernung ist eine schwere Operation. In den Tagen nach der Operation haben die Frauen oft starke Schmerzen und sie brauchen lange – Wochen, oft Monate – um sich von dem Eingriff zu erholen. Viele Frauen bekommen nach einer Hysterektomie auch psychische Probleme. Sie fühlen sich deutlich gealtert – das Organ ihres „Frauseins" ist entfernt worden. Folgendes Behandlungsschema hat sich bei Myomen in der Gebärmutter bewährt. Die Myome werden dadurch kleiner und weicher – eine Operation kann oft vermieden werden.

Der **GEFLECKTE SCHIERLING** (Conium maculatum) ist eine bekannte Pflanze, die in ganz Europa in der Nähe von Siedlungen zu finden ist. Zu trauriger Berühmtheit kam der Schierling durch den „Schierlingsbecher", den der zum Tode verurteilte griechische Philosoph Sokrates trinken musste.

In der homöopathischen Zubereitung ist Conium maculatum absolut nicht gefährlich, sondern sehr hilfreich bei allen Drüsenverhärtungen und Knoten, beispielsweise in der Brust, den Eierstöcken und der Gebärmutter. Ebenso wirkt Conium bei Myomen in der Gebärmutter und bei Kropferkrankungen (verhärtete Schilddrüse).

Für die Myomtherapie beginnen Sie mit der Potenz Conium Q3 und steigern die Potenz in Rücksprache mit Ihrem Arzt bis Q12. Zusätzlich nehmen Sie dreimal täglich 10 Tropfen Lilium compositum Heel. Die Mittel werden durch Injektionen ergänzt, die Ihr Arzt Ihnen geben muss:

- Myoma uteri-Injeel (einmal wöchentlich)
- Uterus suis-Injeel (zweimal wöchentlich)
- Aurum jodatum-Injeel (einmal wöchentlich).

Was sind Q-Potenzen?

Q-Potenzen haben ein Verdünnungsverhältnis von 1:50.000 und werden oft auch als LM-Potenzen bezeichnet. Bei der Produktion der Q-Potenzen erhält jede Potenz 100 Schüttelschläge – also Q1 100 Schüttelschläge, Q2 insgesamt 200 Schüttelschläge, Q3 insgesamt 300 usw.

Wenn Sie Conium maculatum Q3 einnehmen, müssen Sie wie bei allen Q-Potenzen einige Regeln beachten:

- Kippen Sie vor dem ersten Gebrauch etwas Flüssigkeit des Arzneimittelfläschchens weg – die Flüssigkeit kann sonst nicht geschüttelt werden.
- Geben Sie die vom Arzt verordnete Tropfenanzahl in einen zu zwei Dritteln mit Leitungswasser gefüllten Plastikbecher und rühren Sie mit einem Plastiklöffel zehnmal um.
- Von dieser Lösung nehmen Sie einen Plastiklöffel ein, lassen sie im Mund zergehen und schütten den Rest weg.
- Waschen Sie Becher und Löffel getrennt vom Restgeschirr ab.
- Schütteln Sie vor allen weiteren Einnahmen das Arzneimittelfläschchen zehnmal kräftig von oben nach unten – danach gehen Sie jeweils nach Punkt zwei bis vier vor.

Eine zusätzliche Behandlung mit **SAUERDORN** (Berberis vulgaris) unterstützt diese Myomtherapie. Berberis ist in der Homöopathie bekannt wegen seiner anregenden Wirkung auf die glatte Muskulatur der Hohlorgane. Die Anwendung bei Myomen der Gebärmutter geht auf den

„Begründer der Anthroposophie", Rudolf Steiner, zurück. Probieren Sie eine niedrige Potenz aus (zum Beispiel D6), von der Sie täglich dreimal 3 Globuli einnehmen. Selbstverständlich kontrolliert Ihr Frauenarzt Ihre Gebärmutter. Davon hängt ab, wie lange Sie die Mittel einnehmen oder ob doch eine Operation notwendig ist.

Gebärmuttersenkung und Inkontinenz

Viele Frauen leiden in den Wechseljahren und danach unter einer **SENKUNG DER GEBÄRMUTTER**. Sie haben dann oft das Problem, das Wasser nicht halten zu können. Operative Eingriffe helfen bei einer Gebärmuttersenkung oft nur kurzfristig und können Folgeprobleme wie Bauchschmerzen durch Verwachsungen bereiten. Zwei Pflanzen leisten hier gute Dienste: das **GÄNSEBLÜMCHEN** (Bellis perennis) und die **ESCHE** (Fraxinus excelsior).

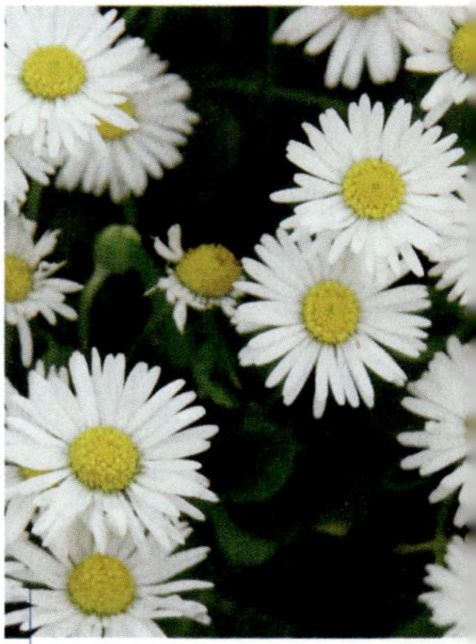

Das Gänseblümchen (Bellis perennis) hilft bei Gebärmuttervergrößerung und -senkung.

Beide Pflanzen helfen bei Vergrößerung und Senkung der Gebärmutter. Bellis perennis ist besonders geeignet bei gleichzeitiger allgemeiner Erschöpfung und nach vielen Geburten. Fraxinus excelsior hilft oft Menschen, die sehr duldsam sind und körperlich unter rheumatischen Beschwerden leiden. Nehmen Sie von beiden Mitteln jeweils dreimal täglich 3 Tropfen der Urtinktur.

Zusätzlich sind die folgenden **HOMÖOPATHISCHEN MITTEL** bei einer Gebärmuttersenkung geeignet (Potenz D6, dreimal täglich 5 Globuli):

- Caulophyllum
- Cimicifuga
- Sepia
- Stannum.

Beginnen Sie mit Caulophyllum. Wenn Sie nach rund zwei Monaten keine Besserung verspüren, wechseln Sie das Mittel. Als homöopathisches **KOMPLEXMITTEL** können Sie Senecio comp. von Wala probieren. Die Dosierung: dreimal täglich 5 Globuli.

Viele Frauen klagen bereits in den Wechseljahren über eine **URININKONTINENZ**. Insbesondere beim Hüpfen, Tanzen, Laufen, Husten oder Niesen können betroffene Frauen das Wasser nicht halten. Das kann unangenehm und peinlich sein. Viele Frauen fühlen sich unsauber und alt werdend.

Doch Sie können selbst viel gegen eine Inkontinenz tun. Wichtig ist zunächst **BECKENBODENGYMNASTIK** und mehr **BEWEGUNG**: Gehen Sie Treppen zu Fuß, machen Sie ausgedehnte Spaziergänge, treiben Sie mehr Sport (siehe Kapitel 3.5, Seite 50). In jeder krankengymnastischen Praxis bekommen Sie Anleitungen für Ihre spezielle Gymnastik zu Hause, um den Beckenboden zu trainieren.

Beispiel-Übung für Ihren Beckenboden

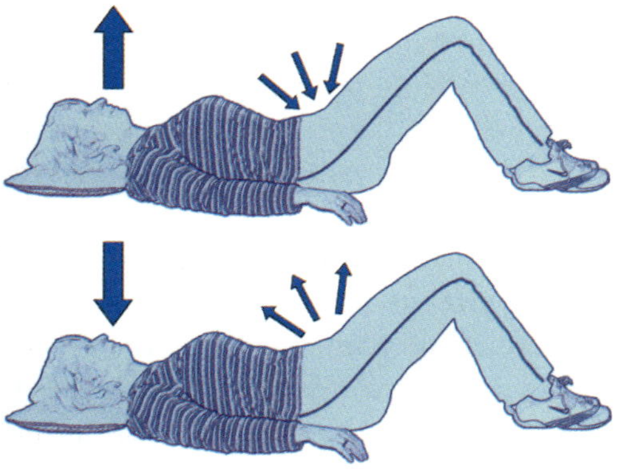

- Legen Sie sich flach auf den Rücken.
- Stellen Sie Ihre Beine mit leicht angewinkelten Knien auf den Boden.
- Entspannen Sie sich und atmen Sie eine Weile tief ein und aus.

Bild 1:

- Spannen Sie dann beim Ausatmen Muskeln von Scheide, After und Harnröhre an, als ob Sie die „Scheide in den Bauch ziehen" würden.

Bild 2:

- Beim nächsten Einatmen lösen Sie die Spannung langsam wieder.
- Wiederholen Sie An- und Entspannung dreimal.

Nach: Hilfe für inkontinente Personen e.V., Düsseldorf

Gymnastik und Sport sollten Sie sinnvoll durch **HOMÖOPATHISCHE MITTEL** ergänzen. Bei Inkontinenz haben sich bewährt:

- Causticum
- Agnus castus
- Cimicifuga
- Pulsatilla.

Beginnen Sie mit dem Mittel Causticum: dreimal täglich 5 Globuli. Auch hier gilt die Regel: Wenn nach zwei Monaten keine Besserung zu spüren ist, nehmen Sie ein anderes Mittel ein oder lassen sich von einem Homöopathen beraten.

Es gibt auch ein homöopathisches **KOMPLEXMITTEL**, das bei Inkontinenz gute Dienste leisten kann: Aletris Oligoplex Madaus (zweimal täglich 25 Tropfen). Sein Wirkstoffkomplex kräftigt die Blasen- und Beckenbodenmuskulatur, wirkt regulierend auf die Funktion der Niere und der Harnorgane und gleichzeitig seelisch entspannend.

Blutungsanomalien

Aufgrund der Hormonumstellung tritt die Periode in den Wechseljahren oft unregelmäßig ein. Es kann aber auch zu Schmierblutungen oder plötzlichen, sehr starken Blutungen kommen. Diese Anomalien sind noch kein Grund für eine Ausschabung oder gar eine Gebärmutterentfernung.

Statt dessen gibt es regulierende und den Hormonhaushalt ausgleichende Medikamente der **HOMÖOPATHIE**. Bei Blutungsanomalien in den Wechseljahren hat sich Cinnamomum-Injeel bewährt. Lassen Sie sich zwei- bis siebenmal wöchentlich eine Injektion des Mittels geben.

Bewährt haben sich auch die Mittel Lachesis und Sepia. Beginnen Sie am besten mit dem Mittel Lachesis (dreimal täglich 5 Globuli) und nehmen zusätzlich Sepia (ebenfalls dreimal täglich 5 Globuli), wenn nach zwei Wochen keine Besserung eingetreten ist.

Vor jeder Selbstbehandlung von Blutungsanomalien sollten Sie sich von Ihrem Frauenarzt untersuchen und beraten lassen.

Sexuelle Probleme | 4.7

Die Sexualität ist ein Spiegel der Veränderung im Klimakterium. Viele Frauen ändern sich während dieser Zeit in ihrem sexuellen Empfinden. Sie erleben ihre Körperlichkeit, ihr Lustempfinden und ihr Verlangen nach dem Partner anders – die Sexualität bekommt einen anderen Stellenwert.

Wichtig ist es, dieses Phänomen bewusst als positiv und zum eigenen Leben gehörend zu empfinden. Die naturheilkundliche und homöopathische Therapie kann die Veränderungen auf der körperlichen und seelischen Ebene positiv unterstützen.

Wenn Sie als Frau unter der Veränderung der Sexualität leiden, ein Nachlassen des sexuellen Interesses bemerken, wenn Sie Ihre Freude an der Körperlichkeit und den Genuss der körperlichen Liebe stärker empfinden möchten, sollten Sie als erstes ein spezielles Teerezept ausprobieren. Die Basis ist der **FRAUENMANTELTEE**, der schon seit vielen Jahrhunderten Frauen gute Dienste geleistet hat.

Bereiten Sie sich morgens eine kleine Thermoskanne mit Frauenmanteltee (Inhalt ca. drei Tassen). Nehmen Sie dazu einen Teelöffel Frauenmanteltee aus der Apotheke pro Tasse. Gießen Sie den Tee mit kochendem Wasser auf, lassen ihn zehn Minuten ziehen und seihen ihn dann ab. Am besten trinken Sie dreimal täglich jeweils eine Tasse vor den Mahlzeiten. Morgens und abends geben Sie außerdem je 20 Tropfen der folgenden Urtinkturen hinzu:

- Nuphar luteum (Seerose)
- Agnus castus (Mönchspfeffer)
- Lilium album (Tigerlilie).

Alle drei Mittel haben eine wunderbare Wirkung auf das Hormonsystem.

Viel Freude und schönes gemeinsames Erleben bietet auch die **AROMATHERAPIE** mit ätherischen Ölen. Beim Kauf von ätherischen Ölen sollten Sie stets auf gute Qualität, Reinheit und biologischen Anbau der

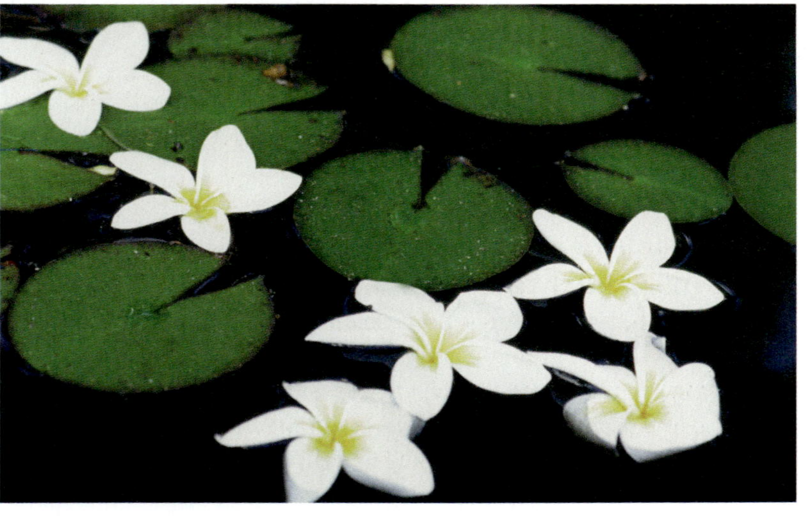

Wie eine Seerose – das Gefühl von Schönheit und Sich-öffnen-Können spielt in der Sexualität eine große Rolle.

Pflanzen achten. Ätherische Öle können Sie sehr gut als Bademischung zusammenstellen. Oder haben Sie Lust auf eine anregende Massage – am besten eine Partnermassage? Mit ihr können Sie Ihren Partner in die Entfaltung Ihrer Sexualität mit einbeziehen. Dann eignet sich eine Ölmischung als „Avant-l'amour". Beide Rezepte finden Sie im folgenden Kasten zusammengestellt.

Aromatherapie

Bademischung

- 1 Tropfen Zimtöl
- 2 Tropfen Ylang-Ylang-Öl
- 1 Tropfen Kümmelöl

in eine Tasse Sahne geben, umrühren und diese Emulsion ins fertig eingelaufene Vollbad geben.

Massageöl

- 1 Tropfen Ylang-Ylang-Öl
- 1 Tropfen Tonkabohnenöl
- 2 Tropfen Orangenöl
- 1 Esslöffel Basisöl (zum Beispiel Jojoba- oder Mandelöl).

Lassen Sie sich im unteren Bereich des Rückens mit dieser sinnlich duftenden Ölmischung sanft massieren.

ACHTUNG: Falls Sie sich zu einer klassischen homöopathischen Konstitutionsbehandlung entschlossen haben, empfiehlt sich eine gleichzeitige Aromatherapie nicht. Die ätherischen Öle können die Wirkung Ihres Konstitutionsmittels (besonders bei Hochpotenzen) beeinflussen.

Fast die Hälfte aller Frauen in den Wechseljahren hat Probleme mit **TROCKENER VAGINALSCHLEIMHAUT**. Sie verursacht unangenehme Gefühle oder Schmerzen beim Geschlechtsverkehr. Erste und einfachste Maßnahme ist die Verwendung eines guten Vaginalgels. Ein Phytoöstrogen-Vaginalgel (zum Beispiel Phyto-Soya Vaginalgel) steigert die Vaginalsekretion und verbessert die Elastizität der Schleimhaut. Schon nach drei Anwendungen können Sie eine gute feuchtigkeitsspendende und gleitfähigkeitsfördernde Wirkung spüren.

Auch durch Phytoöstrogene, zum Beispiel von Soja- oder Rotklee-Produkten (siehe Seite 87), lassen sich die Beschwerden lindern.

Zusätzlich können Sie das homöopathische **KOMPLEXMITTEL** Hormeel SNT einnehmen (dreimal täglich 10 Tropfen). Hilfreich zum Aufbau der Schleimhaut in der Scheide sind die Mittel Mucosa compositum und Ovarium suis-Injeel. Sie können beide Mittel zweimal wöchentlich als Trinkampulle zu sich nehmen.

5 | „Wechseljahre“ des Mannes

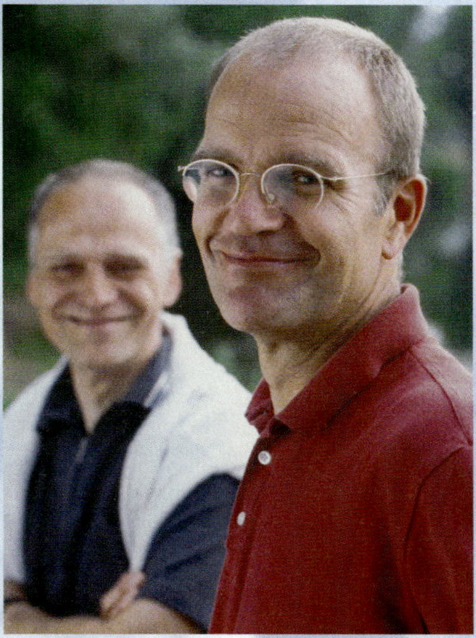

5 | „Wechseljahre" des Mannes

Seit Jahrzehnten wird über die Wechseljahre der Frau diskutiert, geforscht, gestritten. Kaum ein Wort über die Beschwerden der Männer. Doch haben Männer überhaupt „Wechseljahre"? Und zeigen sie sich mit den gleichen Beschwerden wie bei der Frau?

5.1 | Auch Männer haben Hormone

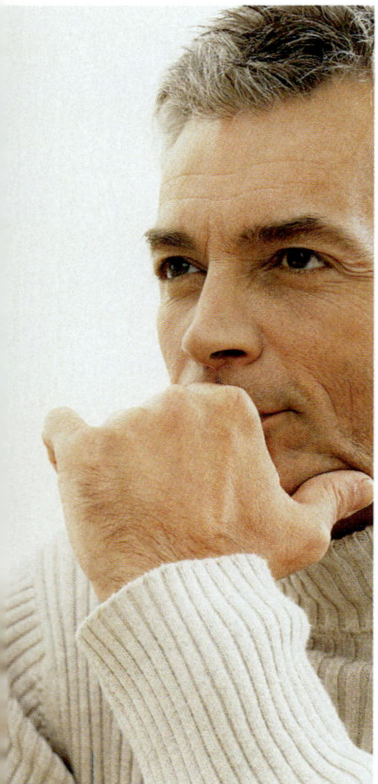

Auch bei Männern verändert sich in der Lebensmitte so manches.

Männer haben natürlich auf etwas andere Weise Umstellungen im Hormonhaushalt zu verkraften. Und Männer leiden darunter genau wie die Frauen mehr oder minder – geben es aber nicht so gerne zu!

Die Zusammenhänge im Netz der Botenstoffe sind nicht so komplex und kompliziert wie bei der Frau. Lassen Sie uns zunächst die Hormonspiegel im Lebenslauf darstellen. Unter der Kontrolle von Gehirndrüsen bilden beim Mann zwei Organbereiche Hormone: die **HODEN** und die **NEBENNIEREN**. Was in diesen Organen gebildet wird, mag zunächst erstaunen: Östrogen und Testosteron – genau wie bei den Frauen. Nur die Mengenverteilung der jeweiligen Hormone ist bei beiden Geschlechtern unterschiedlich.

Etwa ab dem 40. Lebensjahr, beim Testosteron sogar ab dem 35. Lebensjahr, nimmt die Hormonproduktion langsam ab. Das Abflauen der Hormonproduktion verläuft wesentlich langsamer als bei der Frau und ist mit dem Klimakterium des weiblichen Organismus nicht vergleichbar. Die Beschwerden des Mannes ähneln denen der Frau aber häufig: Stimmungsschwankungen, mangelnde Konzentration, Schlafstörungen, nachlassende Leistungskraft und selbst Hitzewallungen und Schweißausbrüche können vorkommen.

Die medizinische Forschung beschäftigt sich erst seit einigen Jahren mit den Zusammenhängen der hormonellen Vorgänge beim Mann. Das letzte Wort über Deutung und vor allem therapeutische Konsequenzen ist also noch nicht gesprochen!

Über Sinn und Unsinn von Hormonersatztherapien haben Sie sich bereits im Kapitel 1.3 (siehe Seite 11) informiert. Besser als jeder Hormonersatz ist es, die eigenen Möglichkeiten zu nutzen, den Hormonhaushalt im gesunden Gleichgewicht zu halten. In den folgenden Kapiteln finden Sie Hilfe bei den typischen Beschwerden, die sich im Zenit des Lebens beim Mann einstellen können.

Midlife crisis + „Wechseljahre" = Potenzstörungen? | 5.2

Bedauerlich

„Mit freudiger Wehmut gedenke ich an jene Tage zurück, als alle Glieder noch biegsam waren – alle außer einem. Diese Tage sind leider vorbei. Nun sind alle meine Glieder steif – alle außer eines."

Johann Wolfgang von Goethe

Das Thema „Potenzstörungen" ist den meisten Männern sehr unangenehm. In der Praxis wird es selten direkt angesprochen. Doch es ist erstaunlich, wie viele Männer von Potenzstörungen betroffen sind!

Ein Trost vorweg: Ein echter Hormonmangel ist seltener als vermutet. Und es wurde wissenschaftlich nachgewiesen, dass ein Testosteronersatz ohne nachgewiesenen Testosteronmangel die Potenz nicht fördert. Das bedeutet, dass mit Testosteronpräparaten das erhoffte Ziel oft nicht erreicht wird. Was also tun?

Eine Vielzahl von Faktoren spielt in dieses sensible Gebiet hinein. Ist erst der „Kopf eingeschaltet", entwickelt sich eine vorübergehende Störung nicht selten zu einem handfesten Problem. Die Ellenbogengesellschaft allerdings nimmt auf die Sensibilität des Einzelnen keine Rücksicht. Das Motto unseres Berufslebens lautet: „Bringe die Leistung – oder geh!" Gilt dieses Leitmotiv auch im Liebesleben? Der „männliche Wettbewerb" lässt Schwäche „peinlich" wirken. Versagensängste werden heute nicht besprochen; man hat zu funktionieren! So wundert es nicht, dass Männer mit Potenzstörungen – wenn überhaupt – sich viel zu spät anderen anvertrauen.

Es gibt eine Reihe von Maßnahmen, die bei Potenzproblemen hilfreich sein können. Vor einer Selbstbehandlung lassen Sie aber bitte eventuell sich anbahnende Erkrankungen wie Durchblutungsstörungen, Fettstoffwechselstörungen und Diabetes ausschließen.

> **ENTSPANNUNG:** Oft ist es schwer, vor allem berufliche Stressoren zu beseitigen. Aber bleiben Sie hier hartnäckig am Ball. Sicherlich finden

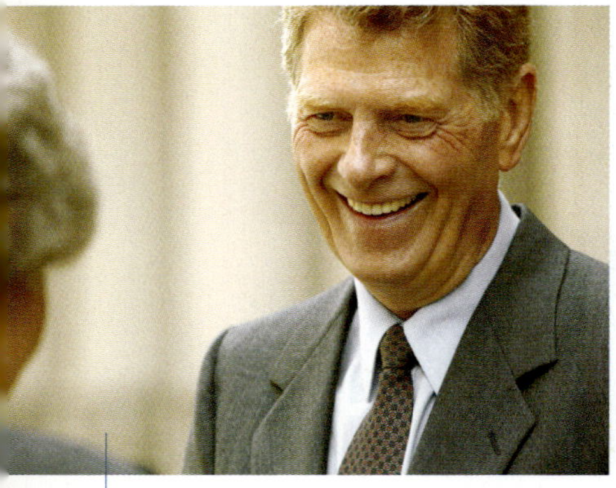

Eine wirklich gute Idee: berufliche Stressfaktoren im Gespräch zu klären.

Sie in Gesprächen mit Kollegen, Vorgesetzten und Untergebenen Gleichgesinnte. Häufig haben alle das gleiche Problem, aber keiner spricht es aus. Und um wie viel produktiver lässt es sich arbeiten, wenn Spannung und Entspannung sich die Waage halten! Lesen Sie dazu das Kapitel 3.4 (siehe Seite 46) und suchen sich Ihr passendes Programm heraus.

Auch in der Partnerschaft gibt es häufig „Unausgesprochenes“, das Stress erzeugt. Ein klärendes Gespräch, zum Beispiel bei einem gemeinsamen Wochenendausflug, lässt Missverständnisse oft dahinschmelzen. Gehen Sie den ersten Schritt – es ist gar nicht so schwer, wie Sie vielleicht meinen.

Eines sollten Sie unbedingt durchsetzen: Eine Zeit des Tages – ob eine Stunde oder 20 Minuten – gehört nur Ihnen! Ungestört, ohne Aufgabe, gefüllt mit „Ihrem“ Entspannungsprogramm. Ob Sie meditieren oder Musik machen, ob Sie bummeln gehen oder ein Buch lesen – Hauptsache, Sie haben Freude und Muße. Schütteln Sie nicht den Kopf: Diesen Freiraum kann sich jeder ermöglichen!

> **BEWEGUNG:** Sie sitzen viel am Schreibtisch? Sind am Abend zu müde, um wie früher zum Sport zu gehen? Unterschätzen Sie nicht den Effekt eines sanften, wohl dosierten Ausdauertrainings. Dreimal pro Woche für 20 Minuten Radfahren, Schwimmen oder am besten Nordic Walking (siehe Seite 51) sind ideal. Nutzen Sie die Pulskontrolle zum Überlastungsschutz. Ihr Arzt kann Ihnen nach Lungenfunktionstest und Belastungs-Ergometrie Ihre optimalen Werte für Training und Fettverbrennung nennen. Wichtig: Bitte streben Sie keine Olympiareife an. Weg vom Leistungsdruck – weniger ist mehr!

> **DURCHBLUTUNGSTRAINING:** Durch unsere überwiegend sitzende Tätigkeit leiden wir häufig unter Funktionsstörungen der Gefäße. Die rasche Anpassung an wechselnde Reize klappt nicht mehr so gut; Durchblutungsstörungen sind die Folge. Die Erektion ist ein fein abgestimmtes Spiel von Durchblutungsänderungen. Ein regelmäßiges „Gefäßtraining“ kann daher Störungen im Sexualleben vorbeugen. Wechselduschen, aber auch kurze, kalte Abwaschungen des Genital- und Analbereiches nach der warmen Dusche und regelmäßige Trockenbürstungen sind empfehlenswert.

So geht´s

- **Wechseldusche:** Mit warmem Wasser den Körper gut erwärmen, abschließend mit kaltem Wasser für 10–20 Sekunden Arme und Beine einzeln mit weichem Wasserstrahl begießen, dabei jeweils von der Hand zur Schulter beziehungsweise vom Fuß zur Hüfte vorgehen. Abschließend Rumpf und Rücken begießen.
- **Genital-Anal-Abwaschung:** Nach der täglichen Reinigung den aufgewärmten Körper im Genital- und Analbereich mit je einem kalten Waschlappen kurz abreiben. Anschließend gut abtrocknen.
- **Trockenbürsten:** Mit einer Massagebürste aus Naturmaterialien den Körper von unten nach oben kreisend massieren: erst die Beine, dann die Arme, schließlich die Brust und (mit spezieller Rückenbürste) den Rücken bearbeiten.

> **AUSREICHEND SCHLAF:** Sorgen Sie für einen ausreichenden, erholsamen Schlaf. Vor Mitternacht sollten Sie bereits im Traumland sein. Achten Sie abends auf leichte Kost und trinken Sie möglichst keinen Alkohol. Beachten Sie auch die Ernährungstipps im Kapitel 3.1 (siehe Seite 36). Entlastung für die Nacht bringt es, wenn Sie das Abendessen einfach ein- bis zweimal in der Woche ganz weglassen.

Wachen Sie ständig morgens matt und zerschlagen auf, denken Sie an eine mögliche Elektrosmogbelastung. Schnurlose Telefonanlagen, Radiowecker oder ein Aquarium im Nebenzimmer können durchaus die Ursache für einen gestörten Schlaf sein. Entfernen Sie dann diese Anlagen aus dem Schlafumfeld und probieren Sie aus, ob Sie ohne deren Einfluss besser schlafen.

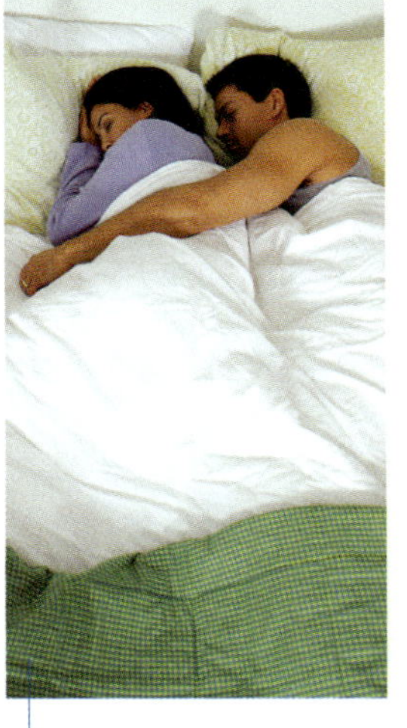

Guter Schlaf hilft bei vielen Problemen.

> **STOFFWECHSELREINIGUNG:** Machen Sie zweimal im Jahr eine intensive Entgiftungskur. Nähere Informationen finden Sie in den Kapiteln 3.6 und 3.8, aus denen Sie sich Ihr ganz persönliches Programm aussuchen können (siehe Seite 52).

> **HOMÖOPATHIE:** Die Homöopathie bietet eine Fülle wirksamer Präparate bei Potenzproblemen. Für die gezielte Auswahl ist es am besten,

Sie wenden sich an einen in Homöopathie erfahrenen Arzt, der das Präparat auswählt, das zu Ihnen und Ihren individuellen Problemen passt. Sie können Ihr Mittel auch selbst auswählen: Im Folgenden sind für Sie die wichtigsten Mittel und die Beschwerden, die die einzelnen Homöopathika charakterisieren, zusammengestellt. Nehmen Sie Ihr Mittel in einer Dosierung von dreimal täglich 5 Globuli in der Potenz D6. Bleiben Sie zunächst bei einem Mittel, wechseln Sie bei Erfolglosigkeit. Nehmen Sie Ihr Mittel mindestens sechs Wochen ein.

Homöopathika bei Potenzproblemen

Beschwerden	Präparat
Heftigstes sexuelles Verlangen, aber fehlende oder schwache Erektion; Reizbarkeit, Nervosität, Juckreiz an Penis und Hoden	Caladium seguinum
Nervosität und Reizbarkeit, Leberstörungen, Blähungen	Lycopodium
Allgemeine Schwäche, zum Beispiel nach Operation, körperliche Entkräftung	China
Unruhe und psychische Unausgeglichenheit, Verlust der Erektion beim Liebesakt	Argentum nitricum
Schwäche, Verkalkung der Gefäße, psychische Verstimmung	Conium
Trotz sexuellen Verlangens fehlende Erektion, nervöse Schwäche	Selenium
Ungeduld, Zorn, Folge von zu viel Genussmitteln	Nux vomica
Blutdruckstörungen, Hitzewallungen, roter Kopf und Potenzprobleme	Sulfur

Das wichtigste homöopathische Einzelmittel ist Caladium seguinum (Schweigrohr). Es handelt sich hier um eine Pflanze aus der Familie der Aronstabgewächse. Das Mittel hat noch einen „netten" Nebeneffekt: Es hilft bei der Nikotinentwöhnung.

> **MODERNE HOMÖOPATHIE:** Bei Potenzproblemen ist das homöopathische Komplexmittel Testis compositum N geeignet. Es kombiniert Ginseng, die stimulierende Karibikpflanze Damiana und Agnus castus (Keuschlamm). Obwohl ein klassisches „Frauenmittel", ist Agnus castus gerade bei Potenzstörungen und seelischer Verstimmung angezeigt. Testis compositum N ist als Ampulle im Handel, Sie können es also bequem als Trinkampulle verwenden. Nehmen Sie zweimal pro Woche morgens auf nüchternen Magen eine Trinkampulle über sechs Wochen ein.

Virilis Gastreu ist ein homöopathisches Komplexmittel, das Sie alternativ einsetzen können. Neben Phosphorsäure enthält dieses Medikament ebenfalls Agnus castus und Damiana. Nehmen Sie zweimal täglich 15 Tropfen morgens und abends vor dem Essen ein, bis Sie eine deutliche Besserung verspüren. Eine Kombination mit Testis compositum N ist nicht sinnvoll.

Prostata-Beschwerden | 5.3

Die so genannte Vorsteherdrüse, die Prostata, liegt unter der Harnblase und umhüllt den ersten Teil des Harnleiters. Sie produziert den Hauptanteil der Samenflüssigkeit. Nach dem Wachstum der Prostata in der Pubertät bleibt dieses „Männerorgan" für 20 bis 25 Jahre etwa gleich groß. Erst um das 45. Lebensjahr herum gibt es einen erneuten Wachstumsschub. Vermutlich sind veränderte Hormonspiegel die Ursache dieser gutartigen Vergrößerung. Vor allem der Teil, der den Harnleiter umschließt, nimmt an Größe zu. Das erklärt die Beschwerden, die sich zunächst einstellen:

Im **ERSTEN STADIUM** nimmt der Harnstrahl an Intensität ab, der Harndrang steigt (auch nachts). Die Blase muss häufiger entleert werden. Werden die Beschwerden stärker, ist das Wasserlassen unangenehmer und der Toilettengang häufiger nötig, spricht man vom **ZWEITEN STADIUM**. Die Blase kann jetzt nicht mehr vollständig entleert werden, es bleibt „Restharn" zurück. Dadurch nehmen das Bakterienwachstum in der Blase und die Infektionsgefahr zu. Im **DRITTEN STADIUM** schließlich kommt es zum Harnverhalt – hier ist rasche Hilfe des Urologen erforderlich.

Gerade das erste Stadium ist einer Therapie gut zugänglich, die sowohl mit Pflanzenstoffen als auch in Kombination mit homöopathischen Mitteln erfolgen kann.

WICHTIG: Lassen Sie auf jeden Fall Ihre Beschwerden anfangs von einem Urologen abklären. Er wird in verschiedenen Untersuchungen die Diagnose stellen. Auch wenn die Probleme wiederkehren, ist der Besuch des Arztes obligatorisch!

Pflanzenstoffe

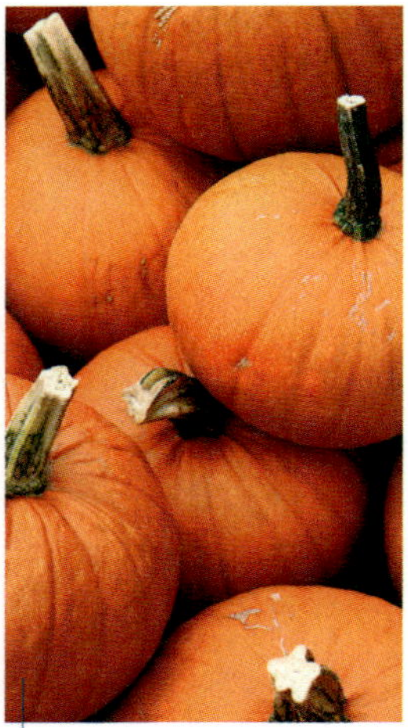

Täglich ein Esslöffel Kürbiskerne: eine einfache und schmackhafte Therapie gegen Prostata-Beschwerden.

Sie kennen sicher den **KÜRBIS** als Gartenpflanze. Doch nicht nur als Nahrungsmittel, sondern auch als Heilpflanze ist er seit langem bekannt. Der Kürbis hat eine ausgezeichnete Wirkung auf Prostata-Beschwerden und beugt ihnen darüber hinaus auch vor. Dafür kann man den Extrakt aus Kürbissamen verwenden, der zum Beispiel in Präparaten wie Urgenin cucurbitae oleum (dreimal täglich 2 Kapseln zum Essen) oder Vesiherb (zweimal täglich 2 Kapseln) enthalten ist. Es handelt sich um eine Dauertherapie!

Übrigens wirken auch die Kürbiskerne selbst der gutartigen Prostatavergrößerung entgegen. Essen Sie täglich mindestens einen Esslöffel Kürbiskerne aus ökologischem Anbau, zum Beispiel morgens über Ihr Müsli gestreut oder zwischendurch in einer ruhigen Minute geknabbert.

Das zweite wichtige Pflanzenheilmittel bei Prostatabeschwerden ist die **SÄGEPALME**. Diese kleine Palme, die am Boden kriechend wächst, hat ihren Namen von ihren Blättern bekommen: Sie sind scharf „gesägt". Die Heilkraft der Pflanze liegt in ihren kleinen, olivenartigen Beeren, die zu Arzneimitteln verarbeitet werden. Empfehlenswert sind zum Beispiel die Präparate Prostagutt mono oder Sita (jeweils einmal 1 Kapsel täglich).

Dritte im Bunde der pflanzlichen „Männermittel" ist die **BRENNNESSELWURZEL**. Ihr Extrakt ist zum Beispiel in Prostaforton (dreimal 1 Kapsel täglich) oder Prostagalen Hevert (zweimal 1 Kapsel täglich) enthalten.

Versuchen Sie die Therapie zunächst mit einer Heilpflanze. Falls Ihre Beschwerden sich nicht bessern, suchen Sie bitte einen Urologen auf.

Homöopathische Präparate

Homöopathisch ist oft eine **KONSTITUTIONSBEHANDLUNG** erfolgreich. Hierbei wird nicht in erster Linie die einzelne Erkrankung, sondern der ganze Mensch als „Typ" behandelt. Eine solche Therapie gehört in die Hand eines erfahrenen homöopathischen Therapeuten.

Sie können aber auch selbst etwas für sich tun, indem Sie in der folgenden Aufzählung prüfen, welches Mittel für Sie am geeignetsten ist. Aufgeführt sind sowohl reine Homöopathika als auch homöopathische Komplexmittel.

- **CAUSTICUM D12:** Häufiges Wasserlassen tags und nachts. Langes Pressen ist nötig, bis der Harnfluss einsetzt. Dosierung: einmal täglich 5 Globuli.
- **ZINCUM METALLICUM D12:** Das erschwerte Wasserlassen geht am besten im Sitzen oder bei gespreizten Beinen. Manchmal kommt es zu spontanem Harnverlust in der Nacht. Auch wenn das Harnlassen bei laufendem Wasserhahn funktioniert, ist Zincum metallicum zu empfehlen. Dosierung: einmal täglich 5 Globuli.
- **HEPAR SULFURIS D12:** Der Harn tröpfelt mehr als dass er fließt. Das Gefühl einer nicht völlig entleerten Blase bleibt nach dem Wasserlassen. Dosierung: einmal täglich 5 Globuli.
- **SPASCUPREEL:** Kombinationsmittel unter anderem aus Weißem Nieswurz, Passionsblume, Kamille und Wildem Jasmin. Vor allem bei Reizblase, wirkt krampflösend. Dosierung: drei- bis fünfmal täglich 1 Tablette. Bleibt die Wirkung aus, sollten Sie Zäpfchen probieren (dreimal täglich 1 Zäpfchen).
- **SABAL-HOMACCORD:** Eine homöopathische Kombination aus der Zwergpalme und Hepar sulfuris. Hilfreich bei Prostatavergrößerung und Reizblase. Dosierung: einmal täglich 1 Ampulle als Trinkampulle.

EINNAHMETIPP: Beginnen Sie mit dem Mittel, das am besten zu Ihren Beschwerden passt. Kombinieren Sie es bei fehlender Wirkung mit einem zweiten. Nehmen Sie die Mittel mindestens vier bis sechs Wochen ein. Suchen Sie einen Urologen auf, wenn die Wirkung ausbleibt.

Hitzewallungen | 5.4

Auch bei Männern können durch die Hormonumstellung gelegentlich Hitzewallungen und Schweißausbrüche auftreten. Nachdem Ihr Arzt andere Ursachen ausgeschlossen hat, versuchen Sie dagegen einmal das oben erwähnte Präparat Testis compositum N. Sechs Wochen lang zweimal in der Woche 1 Trinkampulle einzunehmen bringt oft erstaunlich gute Hilfe.

5.5 | „Manager-Krankheit“

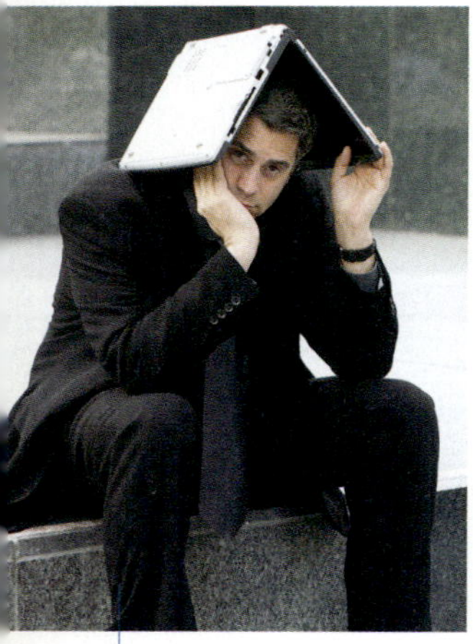

Völlig ausgebrannt – das Managersyndrom kann sich mit verschiedensten Beschwerden bemerkbar machen.

Das Managersyndrom ist keine klar definierte Krankheit. Wir finden vielmehr eine Kombination verschiedener Beschwerdebilder, die vor allem durch Stress ausgelöst werden sollen. Selbstverständlich können auch Frauen diese Probleme entwickeln, sie sind aber immer noch bei Männern weiter verbreitet. Dabei gibt es drei unterschiedliche Beschwerdegruppen: Die Betroffenen entwickeln entweder vornehmlich

- Herzprobleme,
- Rückenprobleme oder
- Magenprobleme.

Natürlich kommen auch Mischbilder vor. Jedes Individuum reagiert zum Beispiel auf Stress mit seiner „Achillesferse“. Da sich Menschen nun einmal nicht in ein starres Diagnose- und Therapiekorsett pressen lassen, ist es sinnvoll, für die unterschiedlichen Typen eigene Therapiekonzepte aufzustellen. Die Mittel, die im Folgenden vorgestellt werden, sind problemlos als Trinkampullen anzuwenden (Ausnahme: Gastricumeel in Tablettenform). Noch besser können sie im Rahmen einer Eigenblutkur oder einer Infusionskur wirken. Wenn Sie diese Behandlungsform bevorzugen, wenden Sie sich bitte an einen Arzt mit entsprechenden Erfahrungen.

Der „Herz-Typ“

Der „Herz-Typ“ reagiert mit Gefäßanspannung auf den äußeren Druck. Deshalb hat er gelegentlich oder dauernd erhöhte Blutdruckwerte. Druck im Brustkorb, Kopfschmerz mit rotem Gesicht, innere Unruhe und Schlafstörungen können weitere Symptome sein.

Wenn Sie sich in dieser Beschreibung wiederfinden, lassen Sie sich zunächst genau schulmedizinisch untersuchen und gegebenenfalls behandeln (EKG, Belastungs-EKG, Langzeit-EKG, Lungenfunktionstest, Langzeit-Blutdruck-Check, Laboruntersuchungen mit Analyse spezieller Risikowerte – siehe auch Kapitel 2, Seite 27).

In Absprache mit Ihrem Arzt sollten Sie entweder ergänzend zur schulmedizinischen Therapie oder allein eine Ampullenkur mit den folgenden Mitteln durchführen:

- Traumeel S
- Cerebrum compositum NM
- Cactus compositum
- Angio-Injeel.

Nehmen Sie je 1 Ampulle zweimal wöchentlich als Trinkampulle hintereinander ein. Diese eigenständige Behandlung sollten Sie im Frühsommer über vier Wochen durchführen.

Der „Rücken-Typ“

Der „Rücken-Typ“ geht selten zum Arzt – aber wenn, dann gebeugt vor Schmerz. Die Muskeln seiner Lendenwirbelsäule sind hart wie Drahtseile, die Beweglichkeit ist oft völlig aufgehoben. Die Schmerzen kommen nicht aus heiterem Himmel. Tage, ja Wochen vorher hat sich der Rücken schon gemeldet: erst leise, dann immer deutlicher. Doch aus „Zeitmangel“ wurde der Arztbesuch immer wieder verschoben. Und schließlich läuft das Fass über, und nichts geht mehr.

Geht Ihnen das genauso? Dann sollten Sie in Absprache mit Ihrem Arzt entweder ergänzend zur schulmedizinischen Therapie oder allein eine Ampullenkur mit den folgenden Mitteln durchführen:

- Spascupreel
- Zeel comp. N
- Testis compositum N
- Discus compositum N mit Kalmia.

Spascupreel kann Verkrampfungen lösen. Zeel comp. N ist ein Mittel gegen Funktionsstörungen des Bewegungsapparates und hilft zum Beispiel auch gegen Arthrose. Discus compositum N mit Kalmia ist ein Bandscheiben-Wirbelsäulen-Mittel, das durch seine Inhaltsstoffe stabilisierend, kräftigend und schmerzlindernd wirkt. Da die untere Lendenwirbelsäule die Reflexzonen der Unterleibsorgane darstellt, gehört auch Testis compositum N zur Therapie dazu.

Nehmen Sie von jedem der Mittel zweimal in der Woche je 1 Ampulle als Trinkampulle hintereinander ein. Diese eigenständige Behandlung sollten Sie ohne weitere Kombination im Herbst über vier Wochen durchführen.

Der „Magen-Typ“

Ihm schlägt alles auf den Magen: vor allem der tägliche Stress lässt die Magensäure fließen. Druck im Oberbauch, Sodbrennen, Heißhunger und Appetitlosigkeit bestimmen im Wechsel seinen Tag.

Wenn Sie nachts in der Magengegend Schmerzen haben, müssen die Alarmlampen aufleuchten: Bei länger dauernden Oberbauchbeschwerden ist immer ein Arzt zu Rate zu ziehen! Er wird gegebenenfalls eine Magenspiegelung veranlassen.

Mit Moderner Homöopathie können Sie die Therapie aber immer unterstützen: In Absprache mit Ihrem Arzt sollten Sie entweder ergänzend zur schulmedizinischen Therapie oder allein eine Kur mit den folgenden Mitteln durchführen:

- Spascupreel
- Hepar compositum N
- Gastricumeel.

Das schon erwähnte Spascupreel löst auch im Magen-Darm-Bereich unangenehme Verkrampfungen. Hepar compositum N ergänzt als Lebermittel die Therapie (vor allem auch, wenn Ihnen „die Galle überläuft“). In Gastricumeel ist das Stressmittel Nux vomica enthalten. Gastricumeel liegt nicht als Ampullen, sondern in Tablettenform vor.

Nehmen Sie während der Kur zweimal in der Woche je 1 Ampulle Spascupreel und Hepar compositum N als Trinkapulle hintereinander ein, dazu täglich dreimal 1 Tablette Gastricumeel. Diese eigenständige Behandlung sollten Sie ohne weitere Kombination im Frühjahr über vier Wochen durchführen.

6 „Ohne Falten alt werden“ – geht das?

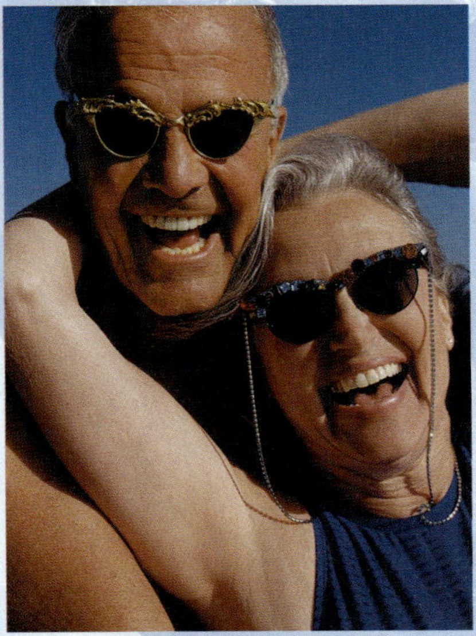

6 | „Ohne Falten alt werden" – geht das?

Auch wenn sich die Zeiten geändert haben und sich der Mann zumindest im Bereich Mode und Wellness emanzipiert hat – die Kosmetik ist immer noch die Hochburg der Weiblichkeit. Es geht in folgendem Kapitel aber nicht um Permanent-Make-up oder Lidstrich und Eyeliner. Der **GESUNDHEIT UNSERER „SCHUTZHÜLLE HAUT"**, und zwar bei Mann und Frau, gilt unser Interesse.

Ein Wort vorab zum Thema Farbe: Sie entscheiden natürlich selbst, ob Ihnen die sonnen(studio)erzeugte Hautbräune das Gefühl von Vitalität und Gesundheit geben soll. Dann nehmen Sie selbstverständlich auch in Kauf, dass Ihr Hautkrebsrisiko steigt, die Haut bei näherem Hinsehen im Laufe der Jahre unnötig faltig wird und einen erhöhten Feuchtigkeitsbedarf fordert – kurz: den Gesundheitseffekt nur aus der Halbdistanz vorgaukelt.

6.1 | Reinigung und Pflege der Haut

Nicht nur durch UV-Bestrahlung, auch durch die Hormonumstellung während der Wechseljahre verändert sich der Stoffwechsel der Haut. Daher ist die Haut dankbar für regelmäßige Pflege von innen. Eine **STOFFWECHSELREINIGUNG** (siehe Kapitel 3.6 bis 3.8, Seite 52) ist gerade in den Wechseljahren empfehlenswert.

Gelegentlich empfiehlt sich beim Duschen zusätzlich eine Peelinglotion, die spürbar die oberen Hautschuppen ablöst. Pflegen Sie Ihren Körper vor dem Arbeitstag mit einer säureneutralen Pflegelotion. Ein sehr gutes Mittel dafür ist die Aloe Pflegemilch Weleda.

Gesichtspflege

Gesichtspflege ist nicht mehr nur „Frauensache". Doch obwohl auch männliche Gesichtshaut Zuwendung braucht, ist die Palette der hochwertigen Pflegeprodukte in diesem Segment klein. Die dänische Kräuterspezialistin Elisabeth Loevegal zum Beispiel betreibt auf der Insel Bornholm einen kleinen Anbau exquisiter Heilpflanzen unter Beachtung öko-

Arme Aloe!

Wofür musste diese großartige Heilpflanze, für die schon Alexander der Große die Anbaugebiete mit Gewalt in Besitz nahm, in den letzten Jahren nicht herhalten! Nach einer Fernsehsendung gab es einen regelrechten Aloe-Boom, und die Werbung versprach Wirksamkeit gegen (fast) alle Beschwerden. Auch Vertriebssysteme nahmen sich der Aloe an und vermarkten seither die mehr oder minder guten Produkte mit viel „Engagement". Weiß man, wie aufwändig der Aloe-Extrakt hergestellt wird, schaut man mit kritischem Blick auf das Angebot.

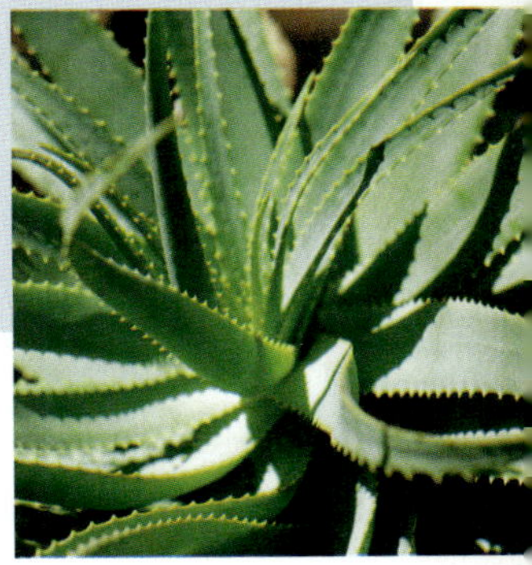

logischer Anbaukriterien. Für ihre Kosmetikserie hat sie neben ausgezeichneten Produkten für Frauen auch eine Feuchtigkeitscreme für Männer entwickelt und die naturreinen Inhaltsstoffe auf die Hautbedürfnisse des Mannes abgestimmt (Adresse siehe Anhang, Seite 185). Ihre Produkte sind von Hand hergestellt und ihren Preis wert.

Zwölf Tipps gegen Falten | 6.2

- **TIPP 1:** Gehen Sie nie ohne Sonnenschutz in die Sonne. Sonnenbaden und Solariengänge beschleunigen die Faltenbildung – UV-Licht „knackt" die Kollagenfasern in der Lederhaut, dem bindegewebigen Anteil der Haut. Auf diese Weise lässt die Elastizität der Haut nach.
- **TIPP 2:** Hören Sie auf zu rauchen – Rauchen lässt die Haut altern. Nikotin verschlechtert die Durchblutung und damit die Sauerstoffversorgung der Haut. Sie wirkt fahler und älter.
- **TIPP 3:** Schlafen Sie mindestens sechs Stunden täglich in einem frisch gelüfteten Zimmer. Schlaf macht schön und verjüngt. Diese alte Weisheit gilt noch immer.
- **TIPP 4:** Trinken Sie nur wenig Alkohol. Er entzieht der Haut Feuchtigkeit und Mineralstoffe: Sie verliert Elastizität und Spannkraft.
- **TIPP 5:** Versorgen Sie Ihre Haut mit ausreichend Flüssigkeit. Trinken Sie täglich zwei bis drei Liter – am besten Mineralwasser und Kräutertees. So wird die Haut straffer.
- **TIPP 6:** Sorgen Sie – besonders im Winter – für ausreichend hohe Luftfeuchtigkeit. Auch Heizungsluft trocknet die Haut aus.

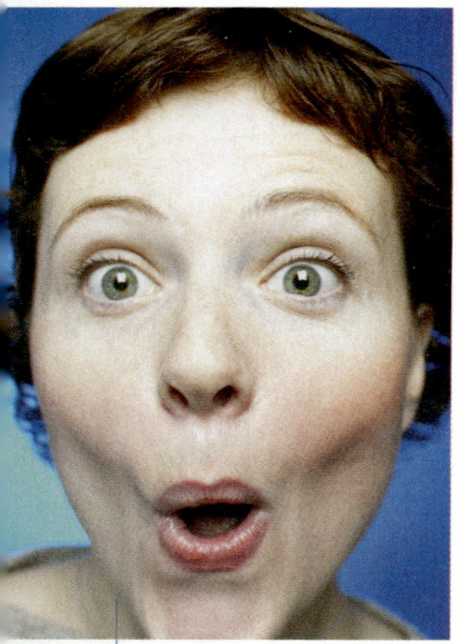

„Ooooooh“: Auch Grimassen helfen gegen Falten.

- **TIPP 7:** Seien Sie sparsam mit Duschgel oder Seife. Bei zu häufigem Gebrauch wird der Säureschutzmantel der Haut angegriffen und Bakterien können leichter in die Haut eindringen.
- **TIPP 8:** Obst und Gemüse sind preiswerte Schönheitsmittel. Essen Sie am besten fünfmal täglich Obst oder Gemüse.
- **TIPP 9:** Benutzen Sie Pflegemittel möglichst ohne Duftstoffe und Konservierungsmittel. Viele Menschen reagieren empfindlich oder gar allergisch auf diese Zusatzstoffe.
- **TIPP 10:** Treiben Sie Sport – so wird Ihre Haut gut durchblutet und mit Sauerstoff versorgt, sie bleibt straff und gesund.
- **TIPP 11:** Machen Sie regelmäßig Gesichtsmuskelübungen zu Hause: Sprechen Sie zum Beispiel zehnmal nacheinander – wie ein Schauspieler übertrieben – laut die Buchstaben X – O – Q nach. Damit trainieren Sie Ihre Gesichtsmuskeln, die die Haut straff halten. Eine weitere hervorragende Gesichtsmuskelübung, die gleichzeitig dem gesamten Innenleben dient: Lachen Sie wieder mehr!
- **TIPP 12:** Trinken Sie häufiger eine Tasse Cystus-Tee – Sie unterstützen so die Kollagenbildung Ihrer Haut und beugen der Zellalterung vor (siehe Seite 45).

6.3 | Cellulite oder das Problem mit der „Orangenhaut“

Cellulite ist ein Frauenthema – Denkste! Auch die Männer plagen sich mit diesem Phänomen, das besonders an den Oberschenkeln, am Gesäß und am Bauch auftritt. Kaum ein „Wellnessthema“ wird so intensiv beworben und kontrovers diskutiert wie das Problem „Orangenhaut“. Für die Medizin ist die Cellulite keine Krankheit, eher ein kosmetisches Problem. In der Naturheilkunde wird Cellulite dagegen sehr wohl als eine Gesundheitsstörung betrachtet. Sie wird als Ausdruck einer Stoffwechselstörung verstanden, die sich in der Verstopfung der Zwischenzellsubstanz widerspiegelt (siehe Kapitel 1.3, Seite 16). Faktoren bei der Entstehung der Cellulite sind:

- bei Frauen die natürliche, extreme Dehnungsfähigkeit der Haut
- Überdehnung der Haut durch rasche Gewichtsveränderungen (z. B. der so genannte Jo-Jo-Effekt bei Diäten) oder Schwangerschaften

- hormonelle Umstellungen (zum Beispiel in den Wechseljahren)
- Durchblutungsstörungen durch Kreislaufprobleme, unzureichende Bewegung und sitzende Lebensweise
- psychischer und emotionaler Stress.

Regelmäßige Ausdauerbewegung, eine Ernährungsumstellung und eine Stoffwechselreinigung sind Bedingung für eine erfolgreiche Behandlung. In diesem Kapitel lernen Sie einige allgemeine Maßnahmen gegen Cellulite kennen. Möchten Sie intensiv dagegen vorgehen, sollten Sie sich einem erfahrenen naturheilkundlichen Therapeuten anvertrauen. Dann allerdings können Sie erfolgreich Ihre Hautprobleme behandeln – und gleichzeitig Stoffwechselvorgänge harmonisieren sowie aktives Anti-Aging betreiben.

Allgemeine Maßnahmen

Basis der Behandlung ist die regelmäßige **BEWEGUNG** möglichst in frischer Luft. Neben Schwimmen, Radfahren und Walken ist Nordic Walking sehr zu empfehlen (siehe Seite 51). Durch die Beanspruchung vieler Muskelgruppen wird die Durchblutung und Straffung der Haut gefördert. Auch ist ein Abbau von Fettgewebe durch ein dosiertes Bewegungstraining möglich.

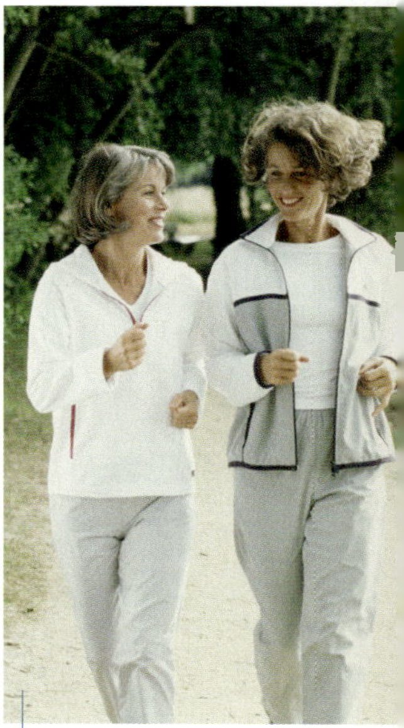

Bewegung an frischer Luft fördert die Durchblutung und strafft die Haut.

Die kosmetische Behandlung mit **BIRKENÖL,** z. B. der Firma Weleda, hat sich bei Cellulite bewährt. Die Birke hat eine besondere Beziehung zur Haut – auch zu ihrer eigenen! Besitzt sie doch eine geradezu ästhetische Umhüllung ihrer Baumrinde, die man gerne berührt. Das Birkenöl hat einen nachweislichen Effekt auf Falten und Cellulite. Dieses hochwertige Öl wird dünn aufgetragen und kreisend in die Cellulite-Regionen einmassiert, bis sich eine wohlige Hautrötung einstellt. Wenden Sie das Birkenöl regelmäßig und über einen längeren Zeitraum (mindestens drei Monate) nach der morgendlichen Reinigung an.

Gönnen Sie sich ab und zu ein Bad mit dem **KRISTALLSALZ** aus dem Himalaya. Geben Sie dazu ein bis eineinhalb Kilogramm Salz in ein Vollbad. Die Badetemperatur sollte möglichst genau bei 37 °C liegen, die Badedauer bei 20 bis 30 Minuten. Ein solches Solebad fördert den Kreislauf und die Durchblutung. Nach dem Bad duschen Sie sich nicht ab und ruhen sich unbedingt 30 Minuten liegend aus. Die Badewanne muss nach dem Solebad gut ausgespült werden.

Entgiftung

Auch bei der Cellulite-Behandlung spielt die Entgiftung eine zentrale Rolle. In den Kapiteln 3.6 bis 3.8 (siehe Seite 52) haben Sie gelesen, wie Sie eine grundlegende Entgiftung sinnvoll durchführen können. Diese allgemeinen Maßnahmen können Sie mit homöopathischen Komplexmitteln ergänzen. Das wichtigste Mittel der Modernen Homöopathie zur Drainage der Gifte aus dem Zwischenzellraum ist Lymphomyosot. Nehmen Sie es kurmäßig etwa acht Wochen ein. Die Dosierung ist dreimal täglich 1 Tablette.

7 | Beschwerden und Alterskrankheiten im Griff

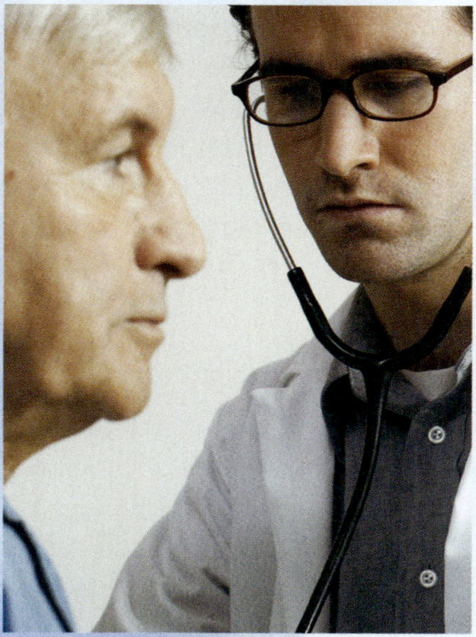

7 | Beschwerden und Alterskrankheiten im Griff

Zum Älterwerden gehören meist auch die typischen „Alterskrankheiten". Man kann ihnen sehr effektiv vorbeugen. Viele Probleme fangen zunächst mit einer scheinbar harmlosen Gewichtszunahme an, mit der die allermeisten von uns spätestens ab den Wechseljahren zu kämpfen haben – das gilt für Männer wie Frauen. Da jedoch Übergewicht ein wesentlicher Risikofaktor ist, beginnt das folgende Kapitel mit Hinweisen, wie Sie Ihr Normalgewicht erreichen können.

7.1 | Gewichtszunahme

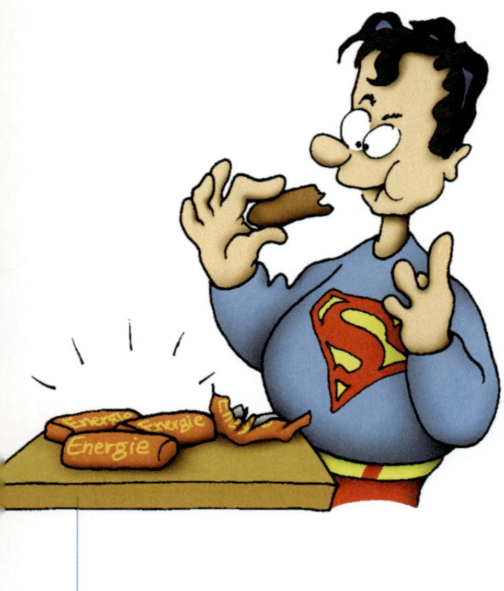

Einige Energieriegel sollen ja „verbrauchte Energie zurückbringen" – aber mögen Sie wirklich „verbrauchte Energie"?

Ist es bis zu den Wechseljahren der Frau und auch des Mannes leicht, einige Pfunde abzunehmen, so schlagen während der hormonellen Umstellung Diätversuche oft fehl. Die meisten Menschen nehmen dann zu und ihre Figur verändert sich. Das Ergebnis: Sie fühlen sich unattraktiv und haben Probleme mit ihrem Selbstbewusstsein.

Bei **MÄNNERN** ist oft eine veränderte Lebensführung die Ursache des „Bäuchleins": weniger Sport, Essen als Stressausgleich usw. Dabei geht es den Männern beim Thema Gewicht eigentlich nicht schlecht, denn sie haben mehr Muskelmasse und nehmen daher schneller ab.

Bei **FRAUEN** ist eine gewisse Gewichtszunahme vom Körper durchaus gewollt – sie ist sinnvoll und notwendig. Warum? Die Produktion der Hormone in den Eierstöcken lässt nach – der Körper verlagert die Hormonproduktion zum Teil ins Fettgewebe. Falls Sie sich dennoch entschließen, Ihr Gewicht zu reduzieren, beachten Sie die folgenden Tipps.

Reduktion der Kalorienzahl

Um abzunehmen, müssen wir vor allem weniger Energie aufnehmen, als wir verbrauchen. Vermeiden Sie also schnell verfügbare Kalorien, allen voran Fast Food, Bier, andere Alkoholika und Süßigkeiten. Verzichten Sie auf Pausensnacks in Form von „Energieriegeln“. Entscheiden Sie sich besser fünfmal täglich für Obst oder Gemüse.

FETT ist unser Hauptenergielieferant – es enthält von allen Nahrungsmitteln am meisten Kilokalorien (siehe Kasten). Wenn Sie abnehmen wollen, sollten Sie daher vorsichtig mit Fetten umgehen.

Kalorien	
1 Gramm Fett	9 kcal
1 Gramm Kohlenhydrate	4 kcal
1 Gramm Eiweiß	4 kcal

Doch Fett ist nicht gleich Fett: Wir unterscheiden Fette pflanzlicher und tierischer Herkunft. Tierische Fette bestehen fast ausschließlich aus gesättigten und einfach ungesättigten Fettsäuren. Diese Fettsäuren kann unser Körper selbst herstellen. Die wertvollen mehrfach ungesättigten Fettsäuren müssen wir jedoch unserem Körper mit der Nahrung zuführen, sie gehören zu einer gesunden Ernährung dazu (siehe Seite 37 und 158). Besonders geeignet sind Raps- und Olivenöl. Beide sind reich an den gesunden ungesättigten Fettsäuren und weisen ausreichend mehrfach ungesättigte Linolsäure auf.

Wenn also Fette, dann die mit ungesättigten Fettsäuren. Hochwertige Öle sind kaltgepresst. Sie sind hitzeempfindlich – bitte verwenden Sie sie nur in der kalten Küche. Zum Dünsten, Backen und Braten eignet sich Kokosfett. Folgende Regeln gelten:

- Meiden Sie gesättigte Fettsäuren: Sie sind zum Beispiel enthalten in Fleisch, Wurst und vollfetten Milchprodukten.
- Bevorzugen Sie fettfreie oder fettarme Lebensmittel wie Gemüse, Obst, Kartoffeln, Brot, Nudeln, Reis, mageren Quark, Joghurt.
- Benutzen Sie möglichst wenig Fett zum Anbraten – eine Antihaftpfanne hilft Ihnen dabei.
- Für die Salatsoße verwenden Sie Olivenöl oder Rapsöl.

Es gibt noch einige weitere Tricks, wie man sich selbst das Abnehmen erleichtern kann. Zum Beispiel beim Einkaufen:

- Kaufen Sie nur die Waren auf Ihrem Einkaufszettel. Dazu sollte auch ausreichend Obst und Gemüse gehören.
- Gehen Sie niemals hungrig einkaufen.
- Machen Sie einen großen Bogen um Süßigkeiten und „Knabbersachen“.

- Kaufen Sie keine Großpackungen – sie verführen zum Weiteressen.
- Achtung beim Kauf von vorportionierten Speisen (zum Beispiel Tiefkühlpizza) – sie verleiten zum Aufessen.

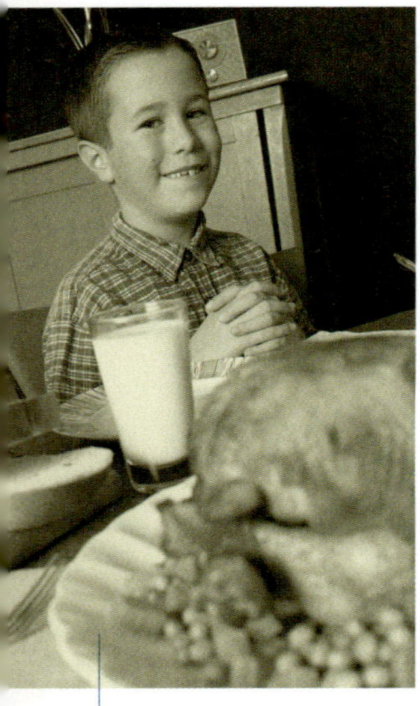

Wurden Sie als Kind dazu erzogen, immer den Teller leer zu essen?

Sehr viele Kalorien nehmen wir unbewusst ganz nebenbei zu uns. Hier lassen sich mit kleinen Maßnahmen große Effekte erzielen. Verzichten Sie im Büro, am Computer oder im Pausenraum auf Plätzchen und Süßigkeiten – wenn es denn unbedingt sein muss, platzieren Sie kalorienhaltige „Kleinigkeiten" zumindest außerhalb Ihrer Reichweite, denn Aufstehen verhindert das Essen. Besser noch halten Sie eine Alternative gegen den „kleinen Hunger zwischendurch" bereit: Gurkenstückchen, Radieschen, kleine Tomaten oder Kohlrabihäppchen usw.

Wenn Sie sich Ihre Mahlzeiten zubereiten, schmecken Sie beim Kochen nur ab und essen noch nichts. Trinken Sie vor dem Essen ein Glas stilles Mineralwasser, das sättigt, und Sie haben nicht mehr so viel Appetit auf Kalorienreiches. Essen Sie an einem festen Platz (aber nicht vor dem Fernseher!). Lassen Sie das Auge mitessen – bereiten Sie sich phantasievolle Mahlzeiten zu und nehmen Sie sich Zeit fürs Essen. Füllen Sie sich nur einmal den Teller und erfreuen Sie sich am Geschmack der Speisen. Wichtig ist es, nur kleine Bissen zu sich zu nehmen und bewusst zu kauen. Auch das verstärkt das Sättigungsgefühl.

Wenn Sie dazu erzogen wurden den Teller leer zu essen, dann nehmen Sie sich weniger auf den Teller oder lassen Sie bewusst einmal etwas liegen. Nach dem Essen sollten Sie nicht von den Resten naschen, sondern die übrigen Speisen einfrieren.

Sinnvolle sportliche Betätigung

Betreiben Sie mehrfach in der Woche Ausdauersport. Beachten Sie dabei die Hinweise im Kapitel 3.5 (siehe Seite 50).

Entgiftung

Umfassende Entgiftungsmaßnahmen fördern ein gesundes Abnehmen. Suchen Sie sich aus den in den Kapiteln 3.6 bis 3.8 (siehe Seite 52) vorgestellten Maßnahmen einige heraus und führen Sie sie konsequent während Ihres Abnehmprogramms und danach durch.

Homöopathie

Die allgemeinen Maßnahmen zur Gewichtsabnahme können Sie auch durch **HOMÖOPATHISCHE MITTEL** unterstützen, die Sie während der Abnehmphase einnehmen sollten. Geeignet sind:

- Graphites
- Pulsatilla
- Calcium carbonicum.

Beginnen Sie mit dem Mittel Graphites, dem wichtigsten Mittel in der Homöopathie um das Abnehmen zu unterstützen. Falls sich trotz all Ihrer Maßnahmen zur Gewichtsreduktion kein Erfolg einstellt, wechseln Sie das Mittel. Für Frauen gut geeignet ist Pulsatilla. Calcium carbonicum passt besonders gut, wenn Sie stark schwitzen – besonders im Nackenbereich – und ein Fan von Eiern sind. Die Dosierung ist bei allen Mitteln gleich: dreimal täglich 5 Globuli in der Potenz D6.

Keine Hilfe

Verzichten Sie bitte auf die Pillen, die zur Gewichtsreduktion angeboten werden. Sie verhindern nicht den Jo-Jo-Effekt (erst abnehmen, dann mehr wiegen als zuvor) und haben offenbar einige unerwünschte Nebenwirkungen! Beschrieben sind zum Beispiel Veränderungen im Zentralen Nervensystem mit eingeschränktem Reaktionsvermögen, Blutdruckerhöhungen, Pulsbeschleunigung, Störungen des Immunsystems und der Blutbildung.

Diabetes | 7.2

Die Zuckerkrankheit Diabetes gilt in den westlichen Industrieländern als eine Volkskrankheit. Nach Angaben des Deutschen Diabetes-Forschungsinstituts (DDFI) sind in der Altersgruppe zwischen 55 und 74 Jahren schon heute 17 Prozent Diabetiker. Für die nächsten Jahre wird ein weiterer Anstieg der Erkrankungen erwartet. Wenn der Diabetes entdeckt wird, ist es allerdings oft schon zu spät: Jeder zweite neu entdeckte Diabetiker leidet bereits unter Spätschäden.

Schon ab einem Alter von 45 Jahren befindet sich jeder dritte Deutsche in einem Vorstadium der Zuckerkrankheit, die später zu einem richtigen Diabetes mellitus führen kann. Bereits in diesem Vorstadium können sich schwere Begleitkomplikationen entwickeln. Damit Sie auch in der Zukunft Ihr Leben gesund genießen können, gehören Maßnahmen, dem Diabetes mellitus vorzubeugen, in unser Anti-Aging-Programm.

Alle Angaben in diesem Kapitel beziehen sich auf den **DIABETES MELLITUS TYP II**. Er ist grundsätzlich zu unterscheiden vom Diabetes, an dem junge Menschen erkranken können (Typ-I-Diabetes). Während beim Typ-I-Diabetes aufgrund einer Autoimmunerkrankung (die Körperzellen greifen die Zellen der Bauchspeicheldrüse an) die Bauchspeicheldrüse kein Insulin mehr herstellt, liegt das Problem beim Typ-II-Diabetes ganz anders: Zu Beginn der Erkrankung produziert die Bauchspeicheldrüse (in den meisten Fällen) nicht zu wenig, sondern zu viel Insulin. Die Körperzellen sprechen aber auf das Insulin nicht an und der Zucker im Blut kann nicht in die Körperzelle hineintransportiert werden. Dadurch steigt der Blutzucker an. Dieses Problem nennt man Insulinresistenz.

Wie hoch ist Ihr Risiko?

Bisher wurde die Diagnose „Diabetes“ in der Regel viel zu spät gestellt – in dieser Hinsicht haben Wissenschaft und Medizin versagt. Zum Glück richtet auch die Diabetesforschung jetzt ihr Augenmerk darauf, wie die Entstehung des Diabetes vermieden werden kann. Für Sie ist es vor allem wichtig, dass Sie herausfinden, wie hoch Ihr eigenes Erkrankungsrisiko ist. Es gibt eine Reihe von Faktoren, die das individuelle Risiko erhöhen:

- Übergewicht
- wenig körperliche Bewegung
- Bluthochdruck
- Alter über 45 Jahre
- erhöhte Blutfettwerte
- Diabetes in früheren Jahren, beispielsweise während einer Schwangerschaft
- nahe Verwandte mit Diabetes (Verwandte ersten Grades, zum Beispiel Eltern, Großeltern oder Geschwister).

Gute Chancen!

Internationale Studien haben inzwischen gezeigt: Jeder kann die Entstehung des Diabetes mellitus Typ II selbst verhindern – notwendig dafür ist „nur“ eine Änderung der Lebensgewohnheiten. Selbst wenn bei Ihnen also Risikofaktoren vorliegen, haben Sie gute Chancen, gar nicht erst an Diabetes zu erkranken!

Wollen Sie Ihr Risiko genauer bestimmen, hilft Ihnen der Diabetes Risikoscore-Test der „TUMAINI Diabetes-Prevention“. Sie finden ihn unter **WWW.TUMAINIPORTAL.DE/RISIKO.-PHP** im Internet. Hier klicken Sie Ihre individuellen Antworten auf acht Fragen an, danach wird Ihr persönliches Risiko berechnet.

Macht Zucker zuckerkrank?

Werden Sie zuckerkrank, wenn Sie viel Zucker essen? Nein, denn das Problem bei der Zuckerkrankheit sind fettes Essen und Übergewicht.

Fünf Grundregeln der Vorbeugung

Was ist, wenn Sie bei sich ein erhöhtes Riskio festgestellt haben? Es gibt einige einfache Regeln, die das Risiko erheblich senken. Mehrere große internationale Studien (zum Beispiel in Finnland, China und den USA) haben dies gezeigt. Richten Sie sich am besten nach allen fünf Regeln:

- **REGEL 1:** Runter mit dem Übergewicht! Sieben Prozent weniger Gewicht auf der Waage senkt das Diabetesrisiko um die Hälfte.
- **REGEL 2:** Sport treiben! Trainieren Sie mindestens 150 Minuten pro Woche – am besten je 30 Minuten an drei bis fünf Wochentagen. Moderater Sport ist am besten (siehe Seite 50).
- **REGEL 3:** Weniger Fett! Die Nahrung sollte nur zu 30 Prozent aus Fett bestehen (siehe Seite 37, 158).
- **REGEL 4:** Weniger ungesättigte Fettsäuren! Das Nahrungsfett sollte möglichst wenig gesättigte Fettsäuren enthalten. Lesen Sie dazu auch unsere Ernährungsempfehlungen im Kapitel 7.1 (siehe Seite 125).
- **REGEL 5:** Mehr Ballaststoffe! Essen Sie am besten 30 Gramm Ballaststoffe pro Tag. Das sind zum Beispiel eine Portion Salat + eine Portion Gemüse + ein bis zwei Stück Obst. Achten Sie darauf ausreichend zu trinken, damit die Ballaststoffe nicht im Darm „zusammenklumpen“.

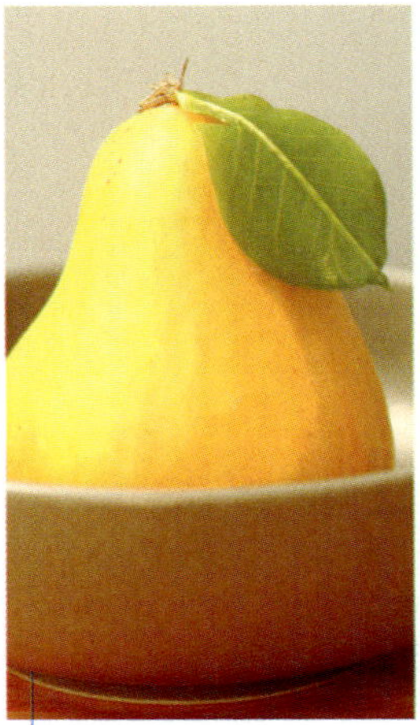

30 Gramm Ballaststoffe pro Tag sind eigentlich ganz leicht zusammenzubekommen.

Metabolisches Syndrom

Der Typ-II-Diabetes ist selten eine isolierte Erkrankung. Acht von zehn Menschen mit Typ-II-Diabetes leiden zusätzlich an einem so genannten Metabolischen Syndrom. Ein „Syndrom“ wird in der Medizin ein Krankheitszustand genannt, bei dem mehrere Symptome zusammenwirken. Beim Metabolischen Syndrom haben die Patienten nicht nur einen

Diabetes mellitus Typ II oder dessen Vorstufe, sondern noch eine oder mehrere weitere Krankheiten, die über den Stoffwechsel miteinander verbunden sind. Zu ihnen gehören unter anderem:

- Bluthochdruck
- Fettstoffwechselstörung
- Übergewicht
- Gicht (erhöhte Harnsäurewerte).

Definition des Metabolischen Syndroms

Fettverteilung am Bauch	Taille Mann Taille Frau	> 102 cm > 88 cm
Triglyzeride		> 150 mg/dl
HDL-Cholesterin	Männer Frauen	< 40 mg/dl < 50 mg/dl
Blutdruck		> 130/über 85
Nüchternblutzucker		> 110 mg/dl

Sind drei der fünf Risikofaktoren nachweisbar, liegt ein Metabolisches Syndrom vor.

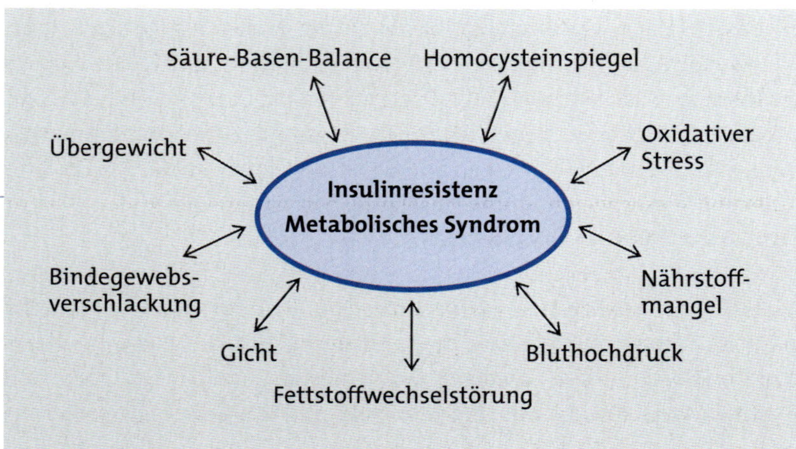

Das Metabolische Syndrom hat viele Faktoren.

Die gemeinsame Ursache aller einzelnen Symptome des Metabolischen Syndroms ist die Insulinresistenz (siehe Seite 128). Gleichzeitig ist jeder Faktor für sich ein Risikofaktor für Herzinfarkt, Schlaganfall, Durchblutungsstörungen an den Beinen, am Auge und an den Nieren. Alle Faktoren zusammen bewirken auf gefährliche Art und Weise die diabetischen Spätschäden.

Wie in der Abbildung links unten zu sehen ist, gesellen sich zu den oben genannten noch weitere Faktoren hinzu. Die Behandlung des Metabolischen Syndroms kann daher nur auf vielen Füßen stehen.

Betrachten Sie bitte die Abbildung und überlegen Sie, in welchen Bereichen Sie Schwierigkeiten haben. In diesem Ratgeber sind zu den wichtigsten Problemen Lösungen aufgezeigt. Schauen Sie im Register die jeweiligen Stichworte nach und schlagen Sie die entsprechenden Kapitel auf. So finden Sie das Thema „Homocystein" im Kapitel 2.2 (Seite 30), im Kapitel 7.6 (Seite 152) und im Kapitel 7.8 (Seite 171).

Zwei wichtige Tipps

- Die gefürchteten diabetischen Spätschäden müssen nicht sein! Richten Sie sich vor allem nach den fünf Regeln zur Vorbeugung. Außerdem wenden Sie die Lösungsvorschläge an, die Sie in diesem Buch zu den einzelnen Aspekten des Metabolischen Syndroms finden.
- Essen Sie keine „Diabetes-Produkte"! Diese Nahrungsmittel senken den Blutzucker nicht, sie machen hungrig, haben oft mehr Kalorien als „normale" Lebensmittel und führen häufiger zu Durchfall – außerdem sind sie teuer.

Lebererkrankungen | 7.3

In der Leber finden die Stoffwechselsteuerung und die Entgiftung des Körpers statt. Die Aufgaben dieses Organs sind vielfältig. Es bildet zum Beispiel körpereigenes Eiweiß, Cholesterin, Enzyme und Kohlenhydratreserven. Die Leber produziert die Galle und sondert sie ab; außerdem bildet sie Substanzen, die wir für die Blutgerinnung benötigen. Ohne die Entgiftungsfunktion der Leber ist menschliches Leben nicht möglich. Aufgrund dieser vielen Stoffwechselaufgaben ist eine gesunde Leber so wichtig für unsere Gesundheit.

Sie können Ihre Leber schonen, wenn Sie wenig Alkohol trinken. Wenn bei Ihnen bereits ein Leberschaden festgestellt wurde, sollten Sie ganz auf Alkohol verzichten; außerdem benötigen Sie in diesem Fall immer die Beratung Ihres Arztes.

Zur Unterstützung der Leberfunktion und zur Behandlung von Lebererkrankungen gibt es drei Pflanzen, die seit vielen Jahrhunderten angewendet werden. Sie können diese Präparate auch zusätzlich zur Leberpflege (siehe Kapitel 3.11, Seite 67) einnehmen.

Pflanzen für die Leber

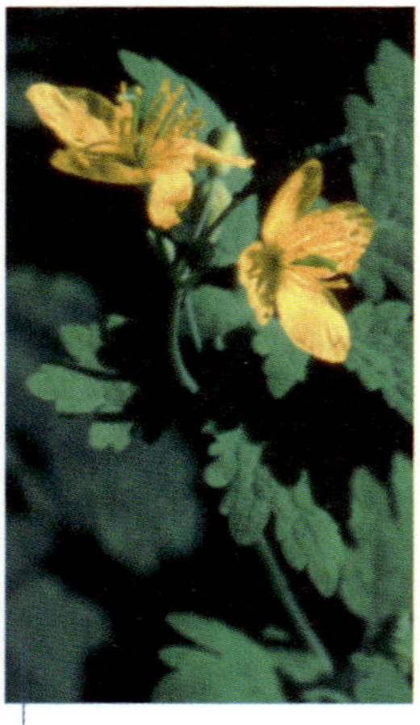

Das Schöllkraut (Chelidonium) wurde schon von Paracelsus gegen Leberleiden eingesetzt.

Das wirksamste und bekannteste „Lebermittel", das sowohl in der Pflanzenheilkunde als auch in der Homöopathie angewendet wird, ist das Schöllkraut – **CHELIDONIUM**. Jedes Jahr im Frühling wächst diese unscheinbare gelbe Pflanze aus der Familie der Mohngewächse an Zaunrändern, Mauern und Hecken. Schon Paracelsus kannte die Wirkung des Schöllkrauts bei Erkrankungen der Leber und der Galle.

Wenn Sie wissen, dass ein „Schwachpunkt" Ihres Körpers die Leber ist oder wenn Ihre Leberwerte nur mäßig erhöht sind (siehe Kapitel 2, Seite 29) und schwere Erkrankungen ausgeschlossen wurden, dann nehmen Sie zur Unterstützung der Leber täglich dreimal 10 Tropfen Chelidonium-Homaccord N ein.

Das zweite wichtige Pflanzenheilmittel zur Behandlung von Lebererkrankungen ist der Löwenzahn, **TARAXACUM**. Überall auf der Welt wächst diese kräftige gelbe Pflanze, die sich mit kleinen „Fallschirmchen" fortpflanzt. Der Löwenzahn ist kein Unkraut, sondern seit dem Altertum als Heilpflanze bekannt. Er gilt als der große „Reiniger" für den Körper.

Sie können diese Heilpflanze bei einer ungenügenden Leberfunktion einnehmen. Taraxacum regt den Stoffwechsel bei Leber-, Galle-, Darm- und Magenerkrankungen an und ist die beste Pflanze zur Ausleitung und Entgiftung über die Leber. Er kann auch als unterstützendes Therapeutikum eingesetzt werden, und zwar bei Erkrankungen aus dem rheumatischen Formenkreis wie Arthrose, Gicht, Verschleißerkrankungen der Gelenke und Verspannungen der Muskulatur.

Zur Entgiftung der Leber nehmen Sie Taraxacum am besten in der Urtinktur ein, zum Beispiel von Alcea: täglich dreimal 3 Tropfen. Es ist durchaus möglich, mehrere „Lebermittel" miteinander zu kombinieren. Besprechen Sie die genaue Therapie am besten mit Ihrem Arzt.

Die dritte Pflanze für die Leber ist die **MARIENDISTEL**. Sie erkennen sie an der schönen violetten Distel und an den auffälligen weiß marmorierten und stacheligen Blättern. Auch die Mariendistel wird schon seit dem Altertum als Heilpflanze eingesetzt. Wissenschaftlich wurde inzwischen nachgewiesen, dass sie ein Wirkstoffgemisch mit dem Hauptwirkstoff Silymarin enthält, der eine leberentgiftende und leberstärkende Wirkung hat. Durch die Heilkraft der Mariendistel ist die Leber in der Lage neue Zellen zu bilden. Empfehlenswert ist daher eine Leberschutztherapie mit dieser Heilpflanze.

Im Handel werden verschiedene gute Präparate angeboten, zum Beispiel Legalon, Silicur und Silimarit. Die empfohlene Tagesdosis beträgt 280 Milligramm Silymarin. Wegen möglicher allergischer Nebenwirkungen beachten Sie bitte den Beipackzettel.

Homöopathische Lebertherapie

Wenn Sie eine klassisch homöopathische Therapie bevorzugen, kommen dafür die in der folgenden Tabelle beschriebenen homöopathischen Mittel infrage. Entscheiden Sie sich je nach Ihren Beschwerden für eines der Mittel. Für alle Präparate gilt die gleiche Dosierung: dreimal täglich 5 Globuli in der Potenz D6.

Homöopathische Lebermittel

Symptome	Mittel
Fettleber, Beschwerden in der Lebergegend	Chelidonium
Chronische, auch entzündliche Schädigung der Leber, Blähungen	Lycopodium
Chronische Schädigung der Leber, Fettleber, Blähungen	Leptandra
Fettleber, Beschwerden in der Lebergegend	Manganum
Chronische Entzündung der Leber, chronischer Leberschaden	Phosphor
Chronische Entzündung der Leber, Blähungen	Natrium sulfuricum
Chronische Entzündung der Leber durch Alkohol und Medikamente, Beschwerden in der Lebergegend	Nux vomica

7.4 | Osteoporose

In Deutschland leiden rund sieben Millionen Menschen an Osteoporose (Knochenschwund), das heißt, jeder elfte Erwachsene in Deutschland ist von dieser Krankheit betroffen. Das Kuratorium für Knochengesundheit gibt an, dass hierzulande alle fünf Minuten ein Wirbelkörper durch Osteoporose bricht.

Leider gibt es häufig keine Warnzeichen für eine beginnende Osteoporose. Ein Hinweis könnten nächtliche Rückenschmerzen sein. Meist wird die Diagnose Osteoporose erst dann gestellt, wenn es bereits zu spät ist – wenn die Knochendichte so weit verringert ist, dass es bereits zu Knochenbrüchen gekommen ist. Es gibt jedoch Möglichkeiten, wie Sie der Osteoporose wirksam vorbeugen können.

Was ist eigentlich Osteoporose?

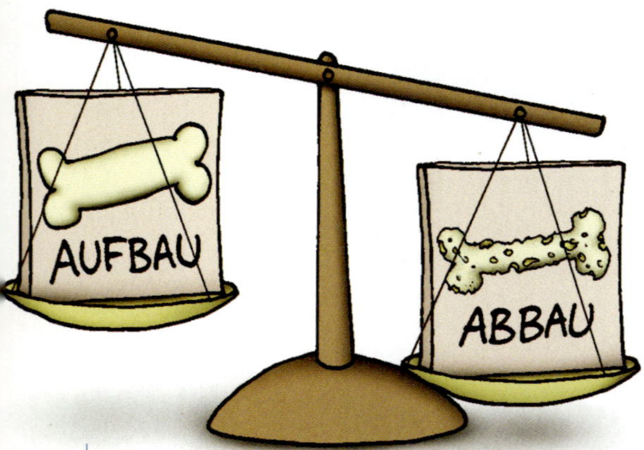

Wenn verstärkt Knochenmasse abgebaut wird, verändert der Knochen seine Struktur und wird brüchig.

Unsere Knochen sind aktives und lebendes Gewebe. Im Knochen finden Umbauprozesse statt – der Knochenaufbau und der Knochenabbau sind aufeinander abgestimmt, und ein Knochen kann beschädigte Stellen auch wieder reparieren.

Für dieses Gleichgewicht benötigt der Körper ausreichend **KALZIUM** und **VITAMIN D**, mit dessen Hilfe das Kalzium in die Knochen eingebaut wird. Doch nicht nur diese beiden Stoffe sind nötig, wir brauchen für den Knochenaufbau auch **MUSKELARBEIT** in Form von Bewegung. Schließlich spielen auch **HORMONE** eine große Rolle für die Balance zwischen Knochenauf- und Knochenabbau.

Bei der Osteoporose ist die Balance zwischen Knochenauf- und -abbau gestört, so dass es zu einem verstärkten Abbau kommt. Der Knochen verändert sich in seiner Struktur, es geht ihm Knochenmasse verloren. Irgendwann ist die Situation gekommen, dass der Knochen auch einer normalen Belastung nicht mehr standhalten kann und bricht. Je länger der Verlust an Knochenmasse bereits anhält, desto schwerer ist die Erkrankung.

Risikofaktoren

Die wichtigsten Faktoren bei der Entstehung der Osteoporose sind mangelnde Bewegung und schlechte Ernährung. Grundsätzlich sind Menschen ab dem 50. Lebensjahr stärker gefährdet. Die Knochenmasse eines 50-Jährigen beträgt im Durchschnitt nur noch die Hälfte bis zwei Drittel der Knochenmasse „in seiner besten Zeit". Bei Frauen ab den Wechseljahren kommt noch hinzu, dass wegen der Hormonumstellung der Knochenschutz durch die Östrogene jetzt wegfällt. Schließlich begünstigen erbliche Faktoren und verschiedene Erkrankungen wie Diabetes, Magen- und Darmleiden sowie Leberschäden die Osteoporose.

Wie sieht es mit Ihrem Risiko aus, an Osteoporose zu erkranken? Um das herauszufinden, beantworten Sie die folgenden Fragen und zählen die Ja-Antworten zusammen.

Osteoporose-Test

Frage	Ja
Hat/hatte Ihre Großmutter, Mutter oder Schwester einen Rundrücken, Unterarm-, Schenkelhals- oder Wirbelkörperbruch?	☐
Haben Sie nach dem 40. Lebensjahr einen oder mehrere Brüche an folgenden Knochen gehabt: Unterarm, Wirbelkörper, Oberschenkelhals, Oberarm, Rippe?	☐
Ist Ihre körperliche Aktivität vermindert (treiben Sie z. B. keinen Sport)?	☐
Trinken Sie selten Milch und essen Sie wenig Milchprodukte?	☐
Essen Sie kaum grünes Gemüse?	☐
Essen Sie viel Fleisch- und Wurstwaren?	☐
Rauchen Sie?	☐
Trinken Sie täglich mehr als zwei Gläser eines alkoholischen Getränks?	☐
Trinken Sie täglich mehr als drei Tassen Kaffee oder regelmäßig andere koffeinhaltige Getränke?	☐
Salzen Sie Ihre Speisen stark?	☐
Gehen Sie nur selten in die Sonne?	☐
Nehmen Sie Cortisonpräparate ein?	☐
Sind Sie älter als 40 Jahre?	☐
Haben Sie einen zierlichen Körperbau?	☐
Nur für Frauen: Haben Sie keine oder eine unregelmäßige Regelblutung?	☐

Falls Sie fünf oder mehr Fragen mit Ja beantwortet haben, sind auch Sie osteoporosegefährdet. Beugen Sie dann aktiv vor und richten sich nach den im Folgenden beschriebenen Tipps. Denn nur mit stabilen Knochen sind wir leistungsfähig und belastbar.

Tipps zur Osteoporose-Vorbeugung

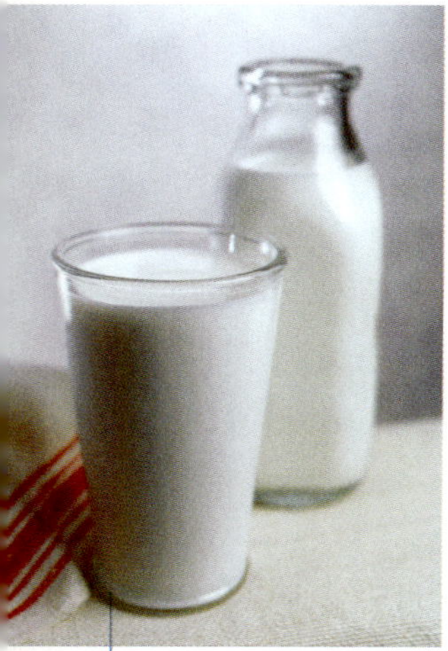

Trinken Sie täglich ein Glas fettarme Milch, das ist gut für Ihre Knochen.

Mit **SPORTLICHER BETÄTIGUNG** beugen Sie wirksam der Osteoporose vor. Bewegen Sie sich also regelmäßig. Ideal sind Sportarten wie Nordic Walking (siehe Seite 51). Treiben Sie Ihren Sport im Freien, denn Sonnenlicht hilft bei der Produktion von Vitamin D. Mit Sport erreichen Sie auch leichter einen Body-Mass-Index (BMI) von 20 bis 25. Wie Sie Ihren BMI feststellen, lesen Sie auf Seite 32. Mit der Einhaltung dieses Wertes haben Sie einen weiteren Schritt zur Vorbeugung getan.

Sehr wichtig ist eine „knochenfreundliche" **ERNÄHRUNG**. Sie sollte zu 80 Prozent aus „basischen" und 20 Prozent aus „sauren" Nahrungsmitteln bestehen. Säuren verhindern nämlich die Einlagerung von Salzen in den Knochen (siehe Seite 39).

Sorgen Sie für eine Kalziumzufuhr von 1.000–1.500 Milligramm pro Tag. Das können Sie zum Beispiel erreichen mit täglich zwei Scheiben Edamer-Käse, einem Becher fettarmem Joghurt, 200 Gramm Brokkoli, einem Glas fettarmer Milch und einem halben Liter kalziumreichem Mineralwasser. Oder bauen Sie in Ihren Speiseplan kalziumreiche Nüsse ein (zum Beispiel Mandeln, Haselnüsse und Walnüsse) und essen Sie viel Oliven. Trinken Sie grundsätzlich Mineralwasser mit mehr als 150 Milligramm Kalzium pro Liter.

Hier noch einige weitere Ernährungstipps:

- Sehr günstig ist die kalzium- und kieselsäurehaltige Hirse, insbesondere Wildhirse (siehe Seite 59).
- Um Ihre Vitamin-D-Versorgung zu verbessern, gönnen Sie sich zweimal pro Woche ein Gericht mit Meeresfisch.
- Essen Sie fünfmal am Tag Obst, Gemüse oder Salat – besonders grünes Gemüse wie Brokkoli, Grünkohl, Fenchel, Porree oder Gurken. Damit verhindern Sie eine Übersäuerung durch die Milchprodukte.
- Trinken Sie öfter einmal Schachtelhalmtee. Übergießen Sie den Schachtelhalmtee mit kochendem Wasser, lassen ihn 15 Minuten ziehen und seihen ihn dann ab.

- Verwenden Sie zum Würzen anstelle von Kochsalz kalziumreiche Kräuter wie Petersilie und Schnittlauch und kochen Sie mit Zwiebeln und Knoblauch.

Und diese Nahrungsmittel sollten Sie vermeiden:

- Reduzieren Sie Fleisch- und Wurstwaren auf höchstens 100 Gramm pro Tag – am besten essen Sie in der Woche maximal zwei Fleisch- oder Wurstmahlzeiten, denn diese Speisen haben ein ungünstiges Verhältnis von Kalzium und Phosphat.
- Nehmen Sie so wenig phosphatreiche Nahrungsmittel zu sich wie möglich – besonders Schmelzkäse, Fertiggerichte, Instantprodukte.
- Meiden Sie Kaffee und Nikotin. Trinken Sie Alkohol nur in geringen Mengen.

Natürlich behandeln

Falls bei Ihnen bereits eine Verminderung der Knochendichte festgestellt worden ist oder Sie schon einen Knochenbruch hatten, können Sie versuchen, in Absprache mit Ihrem Arzt dem weiteren Fortschreiten der Krankheit mit Präparaten aus der **BIOLOGISCHEN MEDIZIN** Einhalt zu gebieten. Gute Erfahrungen liegen mit der folgenden Osteoporose-Therapie vor, wobei die ersten drei Medikamente der hormonellen Unterstützung dienen. Falls bei Ihnen eine Osteoporose festgestellt wurde, ist es sinnvoll diese Medikamente einzunehmen – auch wenn Sie viele Mittel dabei kombinieren müssen:

- Hormeel SNT (dreimal täglich 10 Tropfen)
- Phytoöstrogene (siehe Seite 87)
- Cimicifuga, zum Beispiel Remifemin (zweimal täglich 1 Tablette)
- Osteoheel S (dreimal täglich 1 Tablette)
- Calcoheel (dreimal täglich 1 Tablette)
- Aufbaukalk 1 Weleda (morgens $^1/_2$ Teelöffel)
- Aufbaukalk 2 Weleda (abends $^1/_2$ Teelöffel)
- zur Stärkung des Bindegewebes: Silicea D6 (dreimal täglich 5 Globuli).

Bei Erkrankungen der Wirbelsäule nehmen Sie zusätzlich Bambus D3 (dreimal täglich 5 Globuli). Weitere Möglichkeiten zur Behandlung der

Osteoporose sind Injektionen mit Medikamenten der Modernen Homöopathie. Ärzte, die in Biologischer Medizin ausgebildet sind, werden Sie gerne beraten (Adressen siehe Anhang, Seite 183).

Anti-Osteoporose-Tee

Bereiten Sie sich eine große Tasse Schachtelhalmtee (siehe Seite 136) und geben fünf Tropfen Schachtelhalm (Equisetum) in der Urtinktur dazu. Am nächsten Tag nehmen Sie dreimal 5 Tropfen der Equisetum-Urtinktur ein, am Folgetag wieder den Tee mit Urtinktur usw. Legen Sie nach vier Wochen eine Therapiepause von vier Wochen ein und beginnen dann wieder mit der Tee-Therapie.

7.5 | Beschwerden des Bewegungsapparates

Rheuma – was ist das?

„Rheuma" ist der verwirrende Sammelbegriff für die unterschiedlichsten Erkrankungen des Bewegungsapparates. Bei allen rheumatischen Erkrankungen haben die Patienten Schmerzen im Bereich des Stütz- und Bewegungsapparates. Es können also Gelenke, Knochen, Sehnen, Bänder und Muskeln betroffen sein.

Beschwerden des Bewegungsapparates sind sehr weit verbreitet und nehmen mit dem Älterwerden immer mehr zu. Zu ihnen gehören unter anderem Erkrankungen der Wirbelsäule mit Rückenschmerzen, Arthrosen und die so genannten „Erkrankungen des rheumatischen Formenkreises". Gemeinsam ist allen, dass sie Schmerzen und Funktionsstörungen verursachen. Die Behandlung dieser Beschwerden ist ein wichtiger Bestandteil eines guten Anti-Aging-Programms.

Allgemeine Vorbeugung

Es ist sinnvoll, bereits in jüngeren Jahren damit zu beginnen, Beschwerden des Bewegungsapparates vorzubeugen. Je früher Sie anfangen, desto besser!

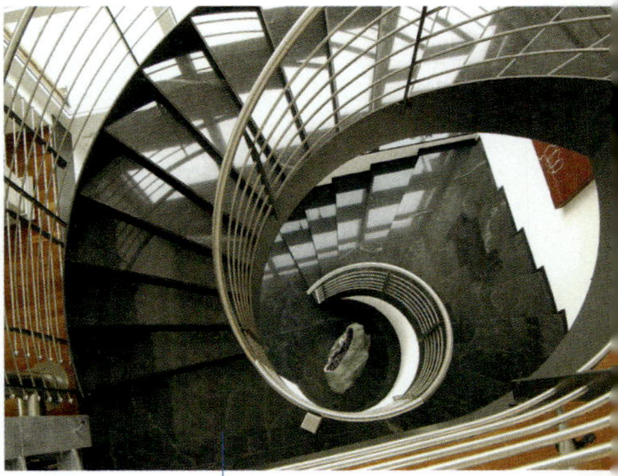

Nicht abschrecken lassen: Bewegung können Sie sehr gut einfach in den Alltag einbauen.

Vermeiden Sie die **EINSEITIGE BEANSPRUCHUNG** von Muskeln und Gelenken. Wer kennt nicht die Schmerzen nach anstrengender, einseitiger körperlicher Arbeit wie stundenlangem Unkrautzupfen im Garten, Tapezieren oder Gardinenaufhängen in der ganzen Wohnung. Man fühlt sich wie zerschlagen und spürt jeden einzelnen Muskel. Verteilen Sie solche Arbeiten nach Möglichkeit auf mehrere „Etappen". Ist das nicht möglich, müssen Sie für einen guten Ausgleich sorgen:

Bauen Sie regelmäßig **BEWEGUNG** in Ihren Alltag ein. Stehen Sie bei Ihrer Bürotätigkeit ab und zu auf, gehen ein paar Schritte oder machen ein paar gymnastische Übungen. In der Mittagspause ist ein kleiner Spaziergang besser als am Arbeitsplatz die Zeitung zu lesen, Treppensteigen besser als Aufzugfahren. Achten Sie auf eine ihrem Körper angepasste richtige Haltung am Schreibtisch. Bereits diese Maßnahme kann Kopfschmerzen und Rückenschmerzen aufgrund von Haltungsschäden verhindern. Genauere Informationen finden Sie zum Beispiel im Internet unter **WWW.WIRBELSAEULENLIGA.DE**.

Treiben Sie **SPORT** oder machen Sie Krankengymnastik unter Anleitung, um Ihre Muskulatur und Ihren Bewegungsapparat zu kräftigen (siehe Seite 50). Wenn Sie joggen, bewahren Sie Ihre Gelenke vor den Stößen beim Auftreten, indem Sie gepolsterte Joggingschuhe (zum Beispiel mit Trampolinsohle) wählen. Walkingschuhe sind besser als normale Turnschuhe. In speziellen Sportgeschäften werden Sie hierzu gut beraten. Ihre Gelenke werden es Ihnen danken.

Menschen, die beruflich oder im Haushalt sehr beansprucht sind, sich gestresst fühlen, neigen zu Verspannungen und Verhärtungen der Muskulatur. Vielleicht haben Sie ja Lust sich mit **ENTSPANNUNGSVERFAHREN** zu beschäftigen und Entspannungstechniken zu erlernen. Gut bewährt haben sich Autogenes Training, Progressive Muskelentspannung nach Jacobson oder Yoga (siehe Seite 46).

Achten Sie auf Ihr **NORMALGEWICHT** (BMI zwischen 20 und 25, siehe Seite 32). Übergewicht belastet Knochen und Gelenke zusätzlich.

Bei der **ERNÄHRUNG** ist es sinnvoll, tierische Fette weitgehend zu meiden und die Kost mehr vegetarisch auszurichten. Sie können auf diese Weise die entzündungsfördernde Zufuhr von Arachidonsäure reduzieren. Wenn Sie zweimal wöchentlich Fisch- oder Soja-Mahlzeiten zu sich nehmen, dann führen Sie Ihrem Körper reichlich Omega-3-Fettsäuren zu, die Ihr Gewebe schützen. Achten Sie beim Einkauf von Sojaprodukten aber darauf, dass sie nicht genmanipuliert sind. Genmanipulierte Produkte sind deklarationspflichtig – schauen Sie auf die Verpackung.

Eine gute Vorbeugung gegen rheumatische Erkrankungen ist die ausreichende Zufuhr von Radikalfängern, den **ANTIOXIDANTIEN**. Genaueres zu diesem Thema lesen Sie in den Kapiteln 1.3 und 3.12.

Beschwerden natürlich behandeln

Wenn Sie bei Beschwerden des Bewegungsapparates rechtzeitig nebenwirkungsarme Medikamente einnehmen, vermeiden Sie durch Schmerzen hervorgerufene Fehlhaltungen und einseitige Belastungen. Im Folgenden lernen Sie einfach anzuwendende allgemeine Mittel kennen, die Ihnen bei vielen Problemen helfen können. Zu speziellen Therapien bei Arthrose, Weichteilrheumatismus und Rückenschmerzen lesen sie die Abschnitte ab Seite 144.

Die **PFLANZENHEILKUNDE** bietet umfangreiche Möglichkeiten, allgemein gegen Beschwerden des Bewegungsapparates vorzugehen. Die folgende Tabelle fasst die wichtigsten Phytotherapeutika zusammen.

Pflanzen gegen rheumatische Beschwerden

Beschwerdebild und Anwendung	Pflanze	Wirkung	Medikament (Beispiele)	Dosierung
Rheumatische Muskel- und Gelenkbeschwerden	Arnika	schmerzlindernd, entzündungshemmend	Weleda Massageöl Arnika, Arnika Schmerzfluid, doc Salbe	auf die betroffenen Stellen einreiben oder einmassieren
Arthrose, Gelenkbeschwerden, Muskelschmerzen	Brennnessel	entzündungshemmend, schmerzlindernd, verbessert die Gelenkfunktion	Natulind 600, Hox alpha	zweimal täglich 1 Kapsel

Pflanzen gegen rheumatische Beschwerden

Beschwerdebild und Anwendung	Pflanze	Wirkung	Medikament (Beispiele)	Dosierung
Schmerzhafte Muskel-verspannungen	Capsaicin (Cayenne-pfeffer)	durchblutungs-fördernd, wärmend	Capsamol Salbe	betroffene Stellen einreiben
Alle Gelenkbeschwerden, Weichteilrheumatismus	Teufels-kralle	entzündungs-hemmend, schmerzlindernd	Sogoon, Allya	zweimal täglich 1 Tablette bzw. zweimal täglich 2 Tabletten
Chronisch-entzündliche rheumatische Leiden	Weihrauch	entzündungs-hemmend, schmerzlindernd	Olibanum Urtinktur	dreimal täglich 5–10 Tropfen
Entzündlich-rheumatische Veränderungen	Weiden rinde*	entzündungs-hemmend, schmerzlindernd	Assalix	zweimal täglich 1 Tablette nach den Mahlzeiten
Entzündliche Erkrankungen im Schulter-Arm-Bereich, der Gelenke, Wirbelsäule und Hüfte	Pflanzliches Komplex-mittel	entzündungs-hemmend, schmerzlindernd	Dr. Wie-mann's Rheuma-tonikum	zweimal täglich 40 Tropfen

* Falls Sie unter einer Allegie gegen Acetylsalicylsäure (z.B. Aspirin) leiden, sollten Sie keinesfalls Weidenrinde einnehmen, da es zu schweren Unverträglichkeitsreaktionen kommen kann.

Wenn Sie eine **HOMÖOPATHISCHE BEHANDLUNG** bevorzugen, wählen Sie aus der Tabelle auf der folgenden Seite das für Sie passende Einzelmittel aus.

Es ist durchaus möglich das homöopathische Präparat mit einem pflanzlichen Mittel zu kombinieren. Nehmen Sie von den Homöopathika dreimal täglich 5 Globuli in der Potenz D6 ein, sofern in der Tabelle nicht anders angegeben.

Homöopathika bei Rheuma-Beschwerden

Beschwerden	Mittel
Chronisch-rheumatische Erkrankungen, Arthrose, Muskelverhärtungen	Acidum formicicum als Injektionen zweimal wöchentlich
Rheumatische Erkrankungen mit dem Gefühl der Zerschlagenheit	Arnica
Gelenkschmerzen, sehr starke Berührungsempfindlichkeit, Bewegung verschlimmert die Beschwerden	Bryonia
Muskelverhärtungen	Conium
Muskelkrämpfe	Cuprum
Gelenk- und Muskelschmerzen nach Durchnässung und Unterkühlung	Dulcamara
Rheumatische Beschwerden der kleinen Gelenke (z. B. Fingergelenke)	Guajacum
Für Frauen mit Rückenschmerzen und müden Gliedern	Helonias
Akute und chronische rheumatische Beschwerden und Gelenkschmerzen, Wärme verschlimmert die Schmerzen	Ledum palustre
Gelenkschmerzen bei Wetterwechsel	Rhododendron
Gelenk- und Muskelschmerzen in Ruhe und am Anfang der Bewegung, Besserung bei fortgesetzter Bewegung	Rhus toxicodendron
Rheumatische Beschwerden, Bindegewebsbeschwerden	Ruta graveolens
Rheumatische Erkrankungen mit Schmerzen an wenig gepolsterten Knochenvorsprüngen (z. B. Knöcheln)	Symphytum

Auch die **MODERNE HOMÖOPATHIE** bietet eine Reihe von Möglichkeiten, gegen Beschwerden des Bewegungsapparates anzugehen. Die Mittel der Modernen Homöopathie können jeweils miteinander kombiniert werden.

WICHTIG: Eine gleichzeitige Einnahme mit homöopathischen Einzelmitteln ist nicht sinnvoll.

Komplexmittel bei Rheuma-Beschwerden

Beschwerdebild	Komplexmittel	Dosierung
Basismittel bei allen Verschleißerkrankungen der Gelenke	Zeel comp. N	drei- bis fünfmal täglich 1 Tablette
Basismittel bei allen rheumatischen Erkrankungen	Rheuma-Heel	dreimal täglich 1 Tablette
Entzündliche Prozesse an verschiedenen Geweben	Traumeel S	dreimal, bei Schwellungen der Weichteile fünfmal täglich 1 Tablette
Gelenk- und Bindegewebserkrankungen	Discus compositum N mit Kalmia	dreimal täglich 10 Tropfen
Weichteilrheumatismus, Nervenbeschwerden bei rheumatischen Erkrankungen	Neuralgo-Rheum-Injeel	ein- bis dreimal wöchentlich 1 Trinkampulle
Muskelhartspann, Verkrampfungen der Muskulatur, Muskelverhärtung	Spascupreel	dreimal täglich 1 Tablette, bei akuten Beschwerden alle 15 Minuten 1 Tablette bis zu einem Zeitraum von 2 Stunden

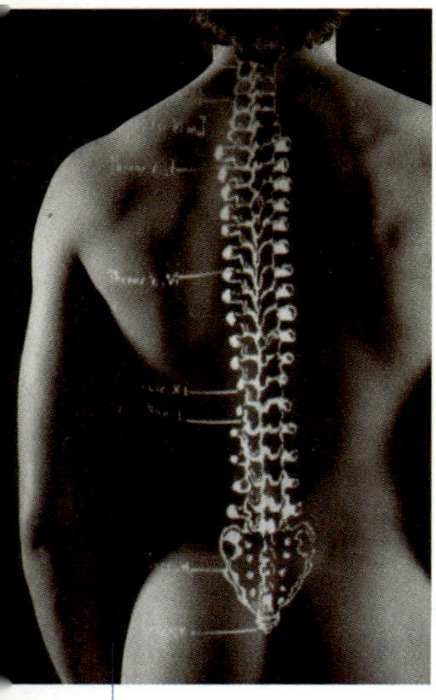

Bei Arthrose wird Ihr Arzt auch die Statik der Wirbelsäule überprüfen.

Arthrose – nicht nur eine Alterserkrankung

Sieben Millionen Menschen leiden in Deutschland an arthrosebedingten Beschwerden. „Arthrose“ bedeutet Gelenkverschleiß und kann alle Gelenke befallen: Mechanische Belastung führt zu einem Abrieb des Knorpels. Dabei wird zerstörtes Knorpelgewebe freigesetzt, das den Gelenkinnenraum reizt und zu Entzündungen führen kann. Die Entzündungen wiederum schädigen den Knorpel noch weiter. Es kommt zu Knorpelzerstörungen und Kalkablagerungen im Gelenk. Das Gelenk steckt in einem ewigen Teufelskreis. Daher ist die Früherkennung der Krankheit notwendig, um ein weiteres Fortschreiten zu verhindern.

Neben der direkten Belastung können die Ursachen einer Arthrose übrigens auch „weit entfernt“ vom betroffenen Gelenk zu finden sein. So sollte der behandelnde Arzt auch die Statik der Wirbelsäule sowie Funktion und Stellung des Kiefergelenks prüfen. Nicht selten sind so genannte „Herde“ für Gelenkbeschwerden verantwortlich. Vor allem im Bereich der Zähne sollte nach Auffälligkeiten gesucht werden. Tote Zähne nach Wurzelbehandlungen sind stets verdächtig! Und so seltsam es klingen mag: Auch die beliebten Piercings können Gelenkveränderungen auslösen.

Häufige Arthroseformen

- Arthrose im Kniegelenk: Gonarthrose
- Arthrose im Hüftgelenk: Coxarthrose
- Arthrose im Schultergelenk: Omarthrose
- Arthrose an der Wirbelsäule: Spondylarthrose
- Arthrose in den Fingergelenken

> **SYMPTOME:** Patienten mit Arthrose klagen anfangs nur über Beschwerden bei starker Belastung (zum Beispiel Hüftschmerzen nach langem Gehen oder Kniebeschwerden nach Fahrradfahrten). Häufig sind am Morgen die Gelenke steif und werden erst im Laufe des Vormittags beweglicher. Auch bei feucht-kaltem Wetter schmerzen die Gelenke.

Ist die Arthrose fortgeschritten, kann es zu Entzündungen im Gelenk kommen; es ist dann angeschwollen, gerötet, schmerzhaft und fühlt sich heiß an. In den Spätphasen einer Arthrose leiden die Patienten unter

Dauerschmerzen, da die Knochen aufgrund des Knorpelabbaus aufeinander reiben. Die Gelenke sind in ihrer Funktion eingeschränkt – die Muskeln bilden sich dadurch zurück und verlieren an Kraft.

> **BEHANDLUNG:** Zur Behandlung bietet die Naturheilkunde eine Vielzahl von Möglichkeiten, von denen die wichtigsten ab Seite 140 beschrieben sind. Zunächst sollten jedoch eventuelle Ursachen für die Arthrose beseitigt werden (einseitige Belastungen, „Herde" wie tote Zähne etc.). Gewarnt sei vor einer kritiklosen Selbstbehandlung – mit einer Arthrose ist nicht zu spaßen!

In der **MODERNEN HOMÖOPATHIE** ist das wichtigste Basismittel bei der Behandlung von Arthrosen Zeel comp. N. Mit diesem Mittel können Sie schonend und wirksam alle Gelenkbeschwerden behandeln. Sein großer Vorteil ist, dass Sie dieses Mittel auch über längere Zeit einnehmen können. Es ist frei von den typischen Nebenwirkungen der Schmerzmedikamente auf Magen und Darm. Zeel comp. N gibt es in Tablettenform (zur Einnahme siehe Tabelle auf Seite 143). Um den Erfolg der Tabletteneinnahme zu unterstützen, können Sie zusätzlich morgens und abends Zeel comp. N Salbe im schmerzenden Gebiet anwenden. In akuten Fällen kann es sinnvoll sein, wenn Ihr Arzt Zeel comp. N Ampullen injiziert.

Weichteilrheumatismus – eine immer häufigere Diagnose

„Weichteilrheumatismus" ist ein Sammelbegriff für entzündliche und verschleißbedingte Veränderungen an den Weichteilen des Bewegungsapparates. Dazu gehören Bänder, Muskeln, Sehnen und Schleimbeutel.

> **SYMPTOME:** Typische Beschwerden beim Weichteilrheumatismus sind Schmerzen im Bereich der Muskulatur, die kurzfristig oder dauerhaft sein können.

> **BEHANDLUNG:** Die Grundlage der Behandlung ist es, Fehlstellungen und Fehlbelastungen bestimmter Körperregionen zu erkennen und zu korrigieren. Zusätzlich müssen die Muskeln, Sehnen und Bänder zum Beispiel durch Gymnastik allgemein gekräftigt werden.

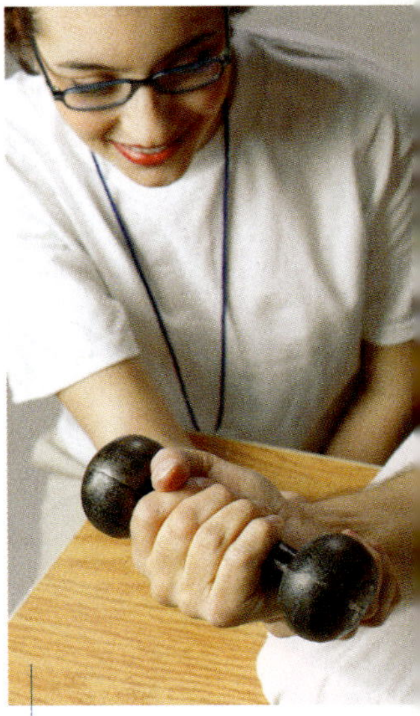

Auch Krankengymnastik ist ein sinnvoller Baustein der Therapie.

Neben den ab Seite 140 beschriebenen allgemeinen Naturheilmitteln bei Beschwerden des Bewegungsapparates haben sich vor allem zwei **MODERNE HOMÖOPATHIKA** bei der Behandlung des Weichteilrheumatismus bewährt. Spascupreel wirkt lösend bei Verkrampfungen der Muskulatur. Traumeel S ist das geeignete Mittel bei allen entzündlichen Prozessen (gerötete, überwärmte und druckempfindliche Stellen bei Weichteilrheumatismus), die mit degenerativen Prozessen am Stütz- und Bewegungsapparat verbunden sind. Die Dosierung beider Mittel ist in der Tabelle auf Seite 143 beschrieben.

Rückenschmerzen

Kennen Sie das auch: ziehende, stechende oder bohrende Schmerzen im Schulter-Nacken-Bereich, Kopfschmerzen, die vom Nacken ausgehen, oder Schmerzen im Bereich der Lendenwirbelsäule? Rückenschmerzen zählen heute in den westlichen Ländern zu den am weitesten verbreiteten Beschwerden überhaupt, der häufigste Grund von Arbeitsunfähigkeit ist der Rückenschmerz.

Ursache: Unsere falsche, angespannte Körperhaltung zum Beispiel bei der Computerarbeit wird von unserer Wirbelsäule und unserer Rückenmuskulatur nicht verkraftet. Auch Stress und seelische Belastungen bereiten oft Rückenschmerzen: „Es sitzt uns etwas im Nacken", „Etwas lastet schwer auf unseren Schultern".

> **BEHANDLUNG:** Wenn Sie Rücken- und Nackenprobleme haben, nehmen Sie sich Zeit für eine moderne **RÜCKENSCHULE**. Dort erlernen Sie sinnvolle Übungen und ein rückenschonendes Verhalten im Alltag. Eine krankengymnastische Behandlung ist zwar hilfreich, aber allein nicht ausreichend!

Das Erlernen von **ENTSPANNUNGSÜBUNGEN** und regelmäßige **SPORTLICHE BETÄTIGUNG** sollten bei der Behandlung nicht fehlen. Die effektivste Bewegungsform bei Rückenschmerzen ist übrigens das Nordic Walking (siehe Seite 51).

Wohltuend und schmerzlindernd ist auch die Einreibung mit angewärmtem **JOHANNISKRAUTÖL**, das Sie in in Apotheken erhalten (Hypericum oleum 5%). Hypericum – so heißt der Wirkstoff in der Medizin – beruhigt die Nerven und entspannt die Muskulatur. Bei Beschwerden bestreichen Sie die schmerzende Stelle und lassen das Öl einwirken.

Auch eine **AKUPUNKTURBEHANDLUNG** ist nachgewiesenermaßen schmerzlindernd und wirksam bei Verspannungen der Muskulatur. Wenden Sie sich an einen Arzt mit einer Akupunkturausbildung, der Sie beraten wird.

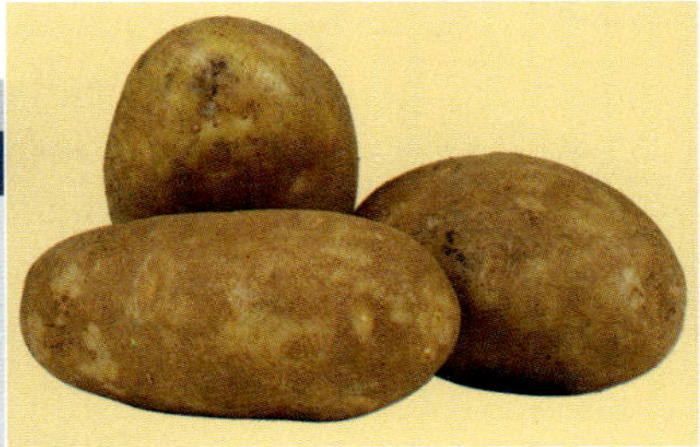

Die gute alte Kartoffel

Ein wichtiges Hilfsmittel bei Rückenschmerzen und muskulären Verspannungen ist die Kartoffel, mit der Sie sich ganz einfach einen **Kartoffelwickel** zubereiten können. Sie werden spüren, dass diese Anwendung wie eine gute, echte Fangopackung wirkt: tief gehend und schmerzlindernd.

Kochen Sie dazu eine Handvoll Kartoffeln mit Schale und zerdrücken sie mit der Gabel. Wickeln Sie diesen groben Kartoffelbrei in ein trockenes Leinentuch und prüfen die Temperatur an Ihrem Unterarm. Dann geben Sie den Kartoffelwickel auf die schmerzende Stelle und umhüllen das Ganze mit einem Wolltuch. Lassen Sie den Wickel im Liegen ein bis zwei Stunden einwirken.

Arteriosklerose | 7.6

Ohne gesunde Gefäße ist uns kein unbeschwertes Leben möglich. Man sagt auch: „Wir sind so alt wie unsere Gefäße." Anti-Aging bedeutet deshalb auch, sich aktiv um den Schutz der Gefäße zu kümmern. Einige Zahlen sollen dies verdeutlichen:

Fast jeder zweite Deutsche stirbt an einer arteriosklerotischen Erkrankung wie Herzinfarkt, Schlaganfall, Lungenembolie oder Verschluss der Gefäße an den Beinen – es sterben doppelt so viele Menschen an Gefäßerkrankungen wie an Krebs. Was ist die Ursache? Nach dem Zweiten Weltkrieg kam es zu einer dramatischen Zu-

Pro Jahr gibt es in Deutschland ...

- 500.000 Herzinfarkte
- 300.000 Schlaganfälle
- 30.000 Beinamputationen
- 20.000 tödlich verlaufende Lungenembolien

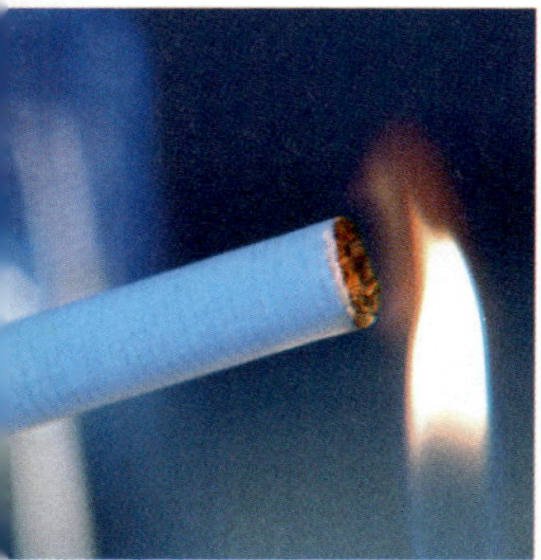
Rauchen – ein wesentlicher Risikofaktor für Arteriosklerose.

nahme bestimmter Erkrankungen, die alle Risikofaktoren für Gefäßkrankheiten darstellen:

- Fettstoffwechselstörungen / erhöhte Blutfettwerte (siehe Kapitel 7.6)
- Bluthochdruck (siehe Kapitel 7.6)
- Übergewicht (siehe Kapitel 7.1)
- Diabetes mellitus (siehe Kapitel 7.2)
- erhöhte Homocysteinwerte im Blut (siehe Kapitel 7.6)
- erhöhter oxidativer Stress (siehe Kapitel 7.6)
- Rauchen.

Durch all diese Faktoren wird die Innenwand der Gefäße, das so genannte Gefäßendothel, angegriffen. Dieses ist ein hochaktives Gewebe. Es ist rund 1,5 Kilogramm schwer und 700–1.000 Quadratmeter groß. Wenn das Endothel geschädigt ist, lagern sich – vereinfacht gesagt – Fette an der Gefäßwand ab, an die Blutplättchen andocken können.

Auf diese Weise entstehen Ablagerungen an der Gefäßwand, die so genannten Plaques. Im ungünstigsten Fall verstopfen die Gefäße vollständig. Zudem besteht die Gefahr, dass sich Plaques aus der Gefäßwand lösen und den Blutfluss behindern. Die Folge kann ein Herzinfarkt oder ein Schlaganfall sein.

Je mehr Risikofaktoren vorhanden sind, desto stärker werden die Gefäße beschädigt. Es ist sinnvoll, beim Arzt ein genaues Risikoprofil für Ihre Gefäße erstellen zu lassen. Auf Seite 30 finden Sie die dazu notwendigen Laborwerte; hinzukommen sollte ein EKG und eventuell eine Belastungs-Ergometrie. Das ist eine EKG-Registrierung unter Belastung auf dem Fahrradergometer.

In Ihrer Hand

Ihr Risiko für Gefäßerkrankungen können Sie sehr gut selbst beeinflussen. Wichtige allgemeine Hinweise dazu finden Sie in den Kapiteln 3.6 bis 3.8 (siehe Seite 52). Wie Sie einzelne Faktoren ändern, lesen Sie in den folgenden Abschnitten.

Risikofaktor erhöhte Blutfettwerte

Störungen des Fettstoffwechsels kommen heute etwa doppelt so häufig vor wie vor 50 Jahren. Bemerkenswert ist auch die Tatsache, dass die Anzahl der Patienten mit erhöhten Blutfettwerten nicht gesunken, aber gleichzeitig die Einnahme von Lipidsenkern (Medikamente, die die Blutfette reduzieren) um das Zweieinhalbfache gestiegen ist. Das liegt unter anderem daran, dass in den letzten Jahren der Zielwert von Cholesterin immer weiter herunterkorrigiert wurde – mit der Folge, dass immer mehr Menschen Lipidsenker einnehmen sollen. Werden hier eventuell Menschen zu Patienten gemacht, die gar nicht krank sind?

Die übliche Angstmache vor dem gefährlichen Cholesterin halten wir nicht für angebracht. Die internationale Forschung bezweifelt nämlich, ob der Stellenwert des „Risikofaktors" Cholesterin tatsächlich haltbar ist. Inzwischen kennt man genauere Risikomarker, zum Beispiel das Homocystein. Wenn Sie zwei oder mehr der auf der linken Seite genannten Risikofaktoren für Gefäßerkrankungen aufweisen, sollten Sie optimale LDL- und Triglyzerid-Werte anstreben:

Zielkriterien des Fettstoffwechsels

LDL	< 100 mg/dl 100–129 mg/dl 130–159 mg/dl 160–189 mg/dl > 180 mg/dl	optimal fast optimal grenzwertig hoch hoch sehr hoch
Triglyzeride	< 150 mg/dl 150–199 mg/dl > 200 mg/dl	optimal erhöht stark erhöht

Seit Jahrzehnten ist bekannt, dass eine **REDUKTIONSKOST** die effektivste Maßnahme ist, die Neutralfette im Blut zu senken und das „gute" HDL-Cholesterin zu erhöhen. Dies ist effektiver als die Gabe der sehr teuren und nebenwirkungsreichen Lipidsenker.

Risikofaktor Bluthochdruck

In Deutschland haben 20 Millionen Menschen einen zu hohen Blutdruck. Obwohl von diesen Menschen 12 Millionen behandelt werden, haben nur 4 Millionen der Behandelten einen nahezu normalen Blutdruck von unter 140/80 mmHg. Der ideale Blutdruck beträgt nach neueren Erkenntnissen sogar 120/80 mmHg.

Eine Blutdrucksenkung lässt sich bei einem Großteil der Betroffenen gut ohne Medikamente erreichen. Die wichtigsten Maßnahmen sind:

- Gewichtsreduktion
- körperliche Betätigung
- Einschränkung des Alkoholkonsums
- Kochsalzreduktion
- Beendigung des Rauchens
- vegetarisch betonte Ernährung
- Entspannungstechniken (siehe Seite 46).

Allein eine Gewichtsreduktion lässt den Blutdruck zumindest kurzfristig sinken. Alle Maßnahmen zusammen bewirken natürlich eine bessere Blutdrucksenkung als eine einzelne Maßnahme. In der folgenden Tabelle sind die konkreten Wirkungen dieser Lebensstiländerungen zusammengefasst.

Nicht-medikamentöse Maßnahmen zur Blutdrucksenkung

Änderung des Lebensstils	Nutzen zur Blutdrucksenkung (angezeigt oberer und unterer Wert)
Gewichtsreduktion	kurzfristige Blutdrucksenkung um cirka 2,5/1,5 mmHg pro Kilogramm Gewichtsverlust
Kochsalzreduktion von 10 Gramm auf 5 Gramm täglich	Blutdrucksenkung um cirka 5/3 mmHg
Einschränkung des Alkoholkonsums	Blutdrucksenkung um cirka 7/7 mmHg
Körperliche Betätigung ab dreimal wöchentlich je 30 Minuten (z. B. Nordic Walking, Schwimmen, Radfahren)	Blutdrucksenkung des oberen Wertes um cirka 5–10 mmHg
Vegetarisch betonte, fettarme Ernährung, mehr Früchte und Gemüse	Blutdrucksenkung um cirka 7/3 mmHg
Zusätzlich fettarme Ernährung	Blutdrucksenkung um cirka 11/6 mmHg
Aufhören mit dem Rauchen	kurzfristige Senkung des Blutdrucks um cirka 20/10 mmHg

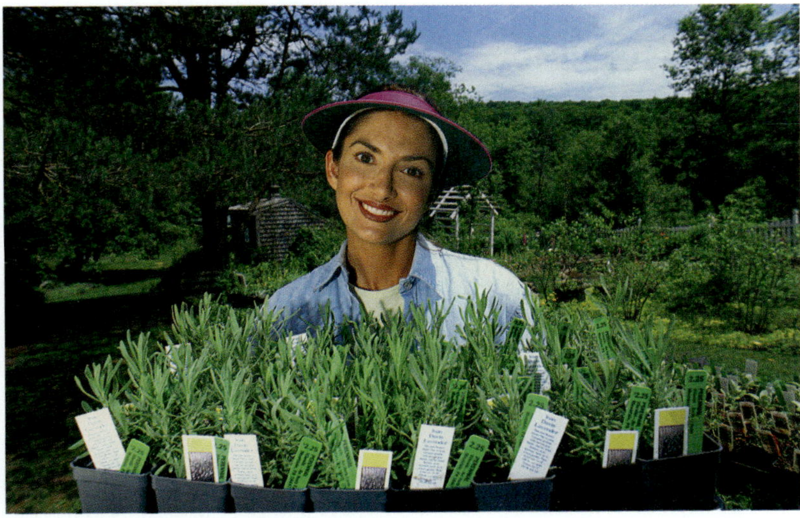

Hübsch und nützlich: frische Kräuter.

Die meisten Menschen verbrauchen zu viel **KOCHSALZ:** Wie schnell greifen wir „eben mal kurz" zum Salzstreuer, um die Suppe nachzusalzen oder eine kräftige Prise über die Tomaten zu geben. Der bedenkenlose Umgang mit dem Salzstreuer ist weit verbreitet. Doch nicht nur hier liegt das Problem: Fast alle fertig zubereiteten Speisen enthalten zu viel Salz, angefangen vom Brot, über Käse (!) und Aufschnitt bis hin zu Konserven und Fertigwürzen, die wahre „Salztöpfchen" sind.

Sie sparen Salz, wenn Sie statt Konserven frische Produkte zubereiten. Vermeiden Sie zusätzliches Salzen oder Würzen, besonders mit Fertigwürzmischungen. Einige der Gewürzmischungen enthalten darüber hinaus als Geschmacksverstärker Glutamat, auf das viele Menschen allergisch reagieren. Anstelle von Würzmischungen wählen Sie frische oder getrocknete Kräuter, mit denen Sie nicht nur Salz sparen, sondern auch viele wertvolle Inhaltsstoffe zu sich nehmen. Kräutertöpfe auf der Fensterbank sind nicht nur hübsch, sondern auch nützlich.

Die **NATURHEILKUNDE** kann Ihre Lebensstiländerung effektiv ergänzen. Lassen Sie bei erhöhtem Blutdruck doch ab und zu einen Aderlass durchführen. Dadurch erreichen Sie eine Blutdrucksenkung und gleichzeitig eine Entgiftung.

Auch die Medikamente der **MODERNEN HOMÖOPATHIE** wirken am besten mit einer gleichzeitigen Änderung Ihrer Lebensgewohnheiten, wie wir sie gerade beschrieben haben. Folgende Medikamente sind sinnvoll. Nehmen Sie sie als einzelne Mittel ein.

Komplexmittel gegen Bluthochdruck

Beschwerden	Mittel	Dosierung
Bluthochdruck mit Blutandrang zum Kopf, beschleunigtem Herzschlag und Kopfschmerzen	Glonoin-Homaccord N	dreimal täglich 10 Tropfen
Bluthochdruck mit Röte des Gesichtes, Kopfschmerzen besonders im Stirnbereich, Verschlechterung bei Wetterwechsel	Melilotus-Homaccord N	dreimal täglich 10 Tropfen
Bluthochdruck mit Nervosität (herzunterstützend)	Rauwolfia, z. B. Löwe-Komplex Nr. 3	dreimal täglich 20 Tropfen
Bluthochdruck mit Schwindel	Viscum album H	fünfmal täglich 20 Tropfen

Risikofaktor erhöhte Homocysteinwerte

Seit einigen Jahren steht das Homocystein, eine schwefelhaltige Aminosäure (Eiweißsubstanz), im Verdacht, für die Entstehung der Arteriosklerose mitverantwortlich zu sein. Zahlreiche Studien weltweit haben diesen Verdacht erhärtet. Homocystein entsteht im Organismus als Zwischenprodukt beim Abbau der Aminosäure Methionin. Das Homocystein muss schnellstmöglich weiter abgebaut werden, da es als giftige Substanz wirkt. Für diesen Abbau benötigen wir die Vitamine B_6, B_{12} und die Folsäure. Haben wir von diesen Substanzen zu wenig im Organismus, erhöht sich das Risiko für arteriosklerotische Gefäßerkrankungen. Denn ein erhöhter Homocysteinwert schädigt die Gefäßinnenseite der Arterien und führt dort zu Ablagerungen (Plaques).

Das **RISIKO** für einen erhöhten Homocysteinwert steigt immer dann, wenn uns die Vitamine B_6, B_{12} und die Folsäure fehlen. Das ist zum Beispiel bei Menschen der Fall, die folgende Medikamente einnehmen:

- Fibrate, Niacin, Cholestyramin und andere Lipidsenker
- Methotrexat zur Rheumatherapie
- Antiepileptika (Medikamente gegen Anfallsleiden).

Auch Menschen mit entzündlichen Darmerkrankungen, Magenschleimhautentzündung, erhöhtem Alkoholkonsum und Tumorpatienten nach einer Chemo- oder Strahlentherapie sind gefährdet. Da nicht alle Nahrungsmittel mit einem hohen Gehalt an Vitamin B_6, B_{12} und an Folsäure uneingeschränkt empfehlenswert sind, ist es oft notwendig B-Vitamine beziehungsweise Folsäure als Nahrungsergänzung einzunehmen.

Nahrungsmittel mit viel Vitamin B_6, B_{12} und Folsäure

- **Vitamin B_6:** Kalbsleber, Fleisch (vor allem Schweinefleisch), Geflügel (vor allem Huhn), Fisch, Milch und Milchprodukte, Getreide und Hülsenfrüchte, Spinat und Kartoffeln
- **Vitamin B_{12}:** Kalbsleber, Miesmuscheln, Lachs, rotes Fleisch, Eidotter, Emmentaler Käse, Vollmilch
- **Folsäure:** Zitrusfrüchte (besonders Orangen), Spinat, grünes Blattgemüse, Salat, Weißkohl, Tomaten, Leber, Getreide

Den **HOMCYSTEINWERT** kann man im Blut bestimmen. Normal sind Werte bis 9 µmol/l (siehe auch Kapitel 7.8, Seite 171). Bei erhöhten Homocysteinwerten sollte je nach weiteren Risikofaktoren eine **THERAPIE** erfolgen.

Wenn Sie einen Homocysteinwert über 9 µmol/l und gleichzeitig ein erhöhtes Herzinfarktrisiko haben (siehe Seite 155), wenn Sie unter Diabetes, Bluthochdruck oder Gefäßerkrankungen leiden oder diese in Ihrer Familie aufgetreten sind, dann empfiehlt die im Jahr 2003 gegründete D.A.CH.-Liga Homocystein e.V. zunächst sechs Injektionen mit den B-Vitaminen und Folsäure (zum Beispiel Medivitan), die Ihnen der Arzt geben muss. Anschließend folgt eine Therapie mit Tabletten, zum Beispiel dreimal täglich 1 Tablette Medyn oder zweimal täglich 20 Tropfen Homocyvit. Nach etwa zwei Monaten sollten Sie Ihren Homocysteinwert kontrollieren lassen.

Bestehen keine weiteren Risikofaktoren, dann genügt bei Werten zwischen 9 und 15 µmol/l eine Therapie mit Tabletten oder Tropfen.

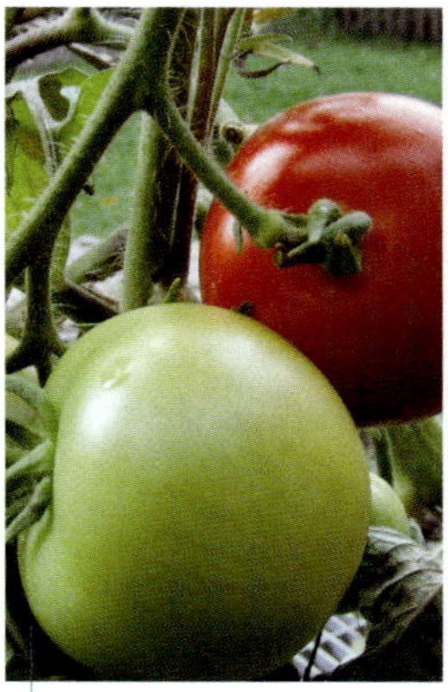

Tomaten gehören zu den empfehlenswerten Lebensmitteln mit hohem Folsäure-Gehalt.

Risikofaktor oxidativer Stress

Im Kapitel 1.3 haben Sie einiges über die schädigende Wirkung der freien Radikale erfahren (siehe Seite 13). Es ist auch zur Vorsorge sinnvoll, den „oxidativen Stress" bei Ihrem Arzt messen zu lassen. Da in den Labors unterschiedliche Messtechniken verwendet werden, ist eine Angabe von Normalwerten hier nicht möglich. Daher sollten Sie mit Ihrem Arzt genau Ihren Befund besprechen. Bei erhöhten Werten ist es sinnvoll Antioxidantien einzunehmen – sie sind die „Bodyguards" für Ihre Gefäße. Die wichtigsten Antioxidantien sind:

- **VITAMIN C:** senkt den Cholesterinspiegel und die Triglyzeride, verbessert den HDL-Wert und die Wirkung von Vitamin E, wirkt entgiftend
- **VITAMIN E:** entgiftet gefäßschädigende Radikale, verbessert die Fließeigenschaften des Blutes; starker Gefäßschutz
- **SELEN:** starker Radikalfänger in den Zellen, unterstützt die Wirkung von Vitamin E
- **ZINK:** beteiligt an rund 200 Stoffwechselprozessen, wichtiger Radikalfänger besonders für Diabetiker
- **COENZYM Q10:** unterstützt die Herzleistung, schützt die Gefäße, senkt den Blutdruck, steigert die Energie in der Zelle. Q 10 kann verbrauchtes Vitamin E regenerieren.

Nahrungsmittel mit viel Vitamin C, Vitamin E und Selen

Vitamin C	mg/100 g	Vitamin E	mg/100 g	Selen	µg/100 g
Hagebutte	1.000	Weizenkeimöl	215	Nieren	1,40
Sanddorn	450	Sojabohnenöl	56–160	Fisch	0,75
Schwarze Johannisbeere	180	Maisöl	53–160	Reis	0,38
Paprika	140	Sonnenblumenkerne	50	Hafer	0,35
Brokkoli	110	Mandeln	23–32	Knoblauch	0,28
Grünkohl	110	Erdnüsse	11–13	Weizenmehl	0,15
Kiwi	80	Oliven	5–15		
Orange	50				

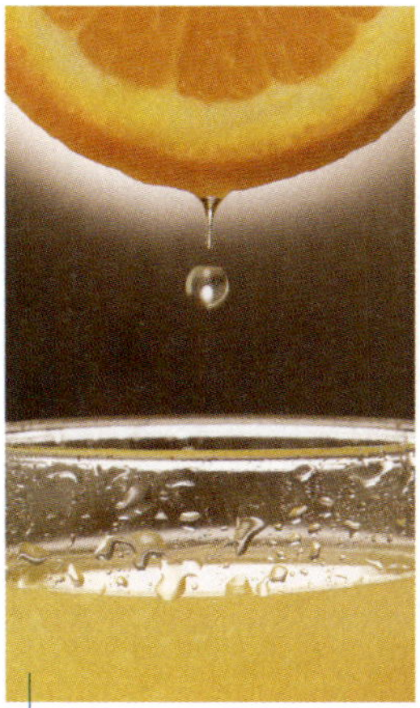
Die wertvollen Inhaltsstoffe von Zitrusfrüchten können Sie auch als Saft zu sich nehmen.

Bei Ihrer Ernährung sollten Sie generell auf Nahrungsmittel mit hohem Gehalt an Vitamin C, Vitamin E und Selen achten. Die Tabelle links hilft Ihnen bei der Auswahl.

Auch in Form der so genannten sekundären Pflanzenstoffe bietet uns die Natur wirksame Radikalfänger an. Berühmt geworden sind die **POLYPHENOLE** im Rotwein als Schutzfaktoren der Gefäße. Sie verbessern die Fließeigenschaft des Blutes, wirken blutdrucksenkend und lassen das „gute" HDL-Cholesterin ansteigen.

Besonders empfehlenswert ist **GRÜNER TEE**. Seine Katechine binden die freien Radikale und vermindern so die Cholesterinwerte. Darüber hinaus soll dieser Tee Krebserkrankungen vorbeugen. Also lassen Sie sich öfter einmal ein Tässchen Grünen Tee schmecken.

Wenn Sie gerne **TOMATEN** essen: Glückwunsch! Denn in Tomaten, besonders im Tomatensaft, ist das gefäßschützende Antioxidans Lycopin enthalten. Lycopin senkt das LDL-Cholesterin und den Blutdruck.

In **ZITRUSFRÜCHTEN** finden Sie sekundäre Pflanzenstoffe namens Flavonoide. Wollen Sie Ihre Gefäße schützen, dann bauen Sie in den täglichen Ernährungsplan deshalb auch regelmäßig Zitrusfrüchte ein.

Spezielle Herzinfarkt-Prophylaxe

Seit dem Zweiten Weltkrieg hat die Häufigkeit von Herzinfarkten deutlich zugenommen. Die meisten Menschen erkennen die Gefährlichkeit dieses Ereignisses jedoch nicht. Ein Drittel der Herzinfarktpatienten stirbt vor der Einlieferung in die Klinik, nach vier Wochen ist die Hälfte der Patienten tot.

Besonders unterschätzt wird das Risiko für einen Herzinfarkt bei Frauen. Es gibt allerdings einen großen Unterschied zwischen den beiden Geschlechtern. Männer erkranken durchschnittlich zehn Jahre eher an einer Koronaren Herzkrankheit (KHK: Durchblutungsstörung der Herzkranzgefäße). Bei Frauen steigt die Quote, dass sich eine KHK entwickelt, nach dem 70. Lebensjahr um das Fünffache. Bis dahin sind sie deutlich weniger betroffen.

Wenn Sie Ihr koronares Risiko einschätzen möchten, dann ist der so genannte **PROCAM-SCORE** sinnvoll, der auf deutschen Prognosedaten basiert und den Sie auf den folgenden Seiten selbst durchführen können (Münster Heart Study, Quelle: Assmann, Cullen, Schulte; Circulation, 105:310-315; 2002).

Procam-Score zur Einschätzung Ihres Herzinfarkt-Risikos

Lebensalter	Jahre	Punkte
	35 bis 39 Jahre	0
	40 bis 44 Jahre	6
	45 bis 49 Jahre	11
	50 bis 54 Jahre	16
	55 bis 59 Jahre	21
	60 bis 65 Jahre	26

Systolischer Blutdruck	mmHg	Punkte
	unter 120	0
	120 bis 129	2
	130 bis 139	3
	140 bis 159	5
	ab 160	8

LDL-Cholesterin	mg/dl	Punkte
	unter 100	0
	100 bis 129	5
	130 bis 159	10
	160 bis 189	14
	ab 190	20

HDL-Cholesterin	mg/dl	Punkte
	unter 35	11
	35 bis 44	8
	45 bis 54	5
	ab 55	0

Triglyzeride	mg/dl	Punkte
	unter 100	0
	100 bis 149	2
	150 bis 199	3
	ab 200	4

Haben Sie innerhalb der letzten 12 Monate regelmäßig geraucht?	Raucher	Punkte
	Nein	0
	Ja	8

Sind Sie Diabetiker?	Diabetiker	Punkte
	Nein	0
	Ja	6

Sind Herzinfarkte bei Verwandten ersten Grades (Vater, Mutter, Geschwister) vor dem 60. Lebensjahr vorgekommen?	Infarkt	Punkte
	Nein	0
	Ja	4

Eine wichtige Anmerkung: Solche Risikobewertungen basieren auf statistischen Untersuchungen und beziehen sich daher auf eine sehr große Gruppe von Menschen. Auch werden bedeutsame Risikofaktoren nicht berücksichtigt (zum Beispiel oxidativer Stress, Homocystein, Bewegung). Somit kann Ihr persönliches Risiko auch höher oder niedriger ausfallen. Wenn Sie bei dem Test einen hohen Punktwert haben, ist das also keine „rote Karte", keine Verurteilung zum Herzinfarkt – es kann Ihnen aber anzeigen, dass Sie aktives Anti-Aging betreiben und etwas für Ihre Gesundheit tun sollten.

Zählen Sie die einzelnen Punkte, die den Risikofaktoren zugeordnet sind, zusammen. Es müssen Ihnen alle Werte bekannt sein, sonst erhalten Sie eine falsche Risikoeinschätzung. In der folgenden Auswertung suchen Sie Ihre Gesamtpunktzahl auf. Sie können dann ablesen, wie hoch statistisch Ihr prozentuales Risiko ist, in den nächsten zehn Jahren einen Herzinfarkt zu erleiden. Damit sind Sie auch in der Lage, die Notwendigkeit einer Lebensstiländerung ganz speziell für sich abzuschätzen. Leider gilt der Test in dieser Form nur für 35- bis 65-jährige Männer. 45- bis 65-jährige Frauen erhalten jedoch einen Richtwert, wenn sie das Ergebnis des Tests, also ihre Ergebnis-Punktzahl, durch vier teilen. Für jüngere Frauen ist der Test nicht belegt.

Auswertung

Punkte	Risiko	Punkte	Risiko	Punkte	Risiko
unter 20	1,0 %	36	4,2 %	50	15,5 %
21	1,1 %	40	6,1 %	51	16,8 %
22	1,2 %	41	7,0 %	52	17,5 %
23	1,3 %	42	7,4 %	53	19,6 %
24	1,4 %	43	8,0 %	54	21,7 %
25	1,6 %	44	8,8 %	55	22,2 %
30	2,4 %	45	10,2 %	56	23,8 %
31	2,8 %	46	10,5 %	57	25,1 %
32	2,9 %	47	10,7 %	58	28,0 %
33	3,3 %	48	12,8 %	59	29,4 %
34	3,5 %	49	13,2 %	ab 60	30,0 %
35	4,0 %				

Was können Sie aktiv tun, um Ihr Herzinfarktrisiko zu reduzieren? **KÖRPERLICHE AKTIVITÄT** senkt das Risiko deutlich. Auch eine **ERNÄHRUNGSUMSTELLUNG** trägt zu einem Schutz vor einem Herzinfarkt und einer Koronaren Herzkrankheit bei.

Besonders effektiv ist der vermehrte Konsum von **BALLASTSTOFFEN, OMEGA-3-FETTSÄUREN** in Form von Fisch oder Fischölkapseln oder von **ALPHA-LINOLENSÄURE** (in Walnüssen und Rapsöl). Empfehlenswert ist zum Beispiel die Einnahme des Präparates TUIM, das Omega-3-Fettsäuren enthält (dreimal 1–2 Kapseln täglich). Wenn Sie vermehrt Seefisch essen oder sich die Omega-3-Fettsäuren in Kapselform zuführen, dann können Sie Ihr Herzinfarktrisiko deutlich reduzieren.

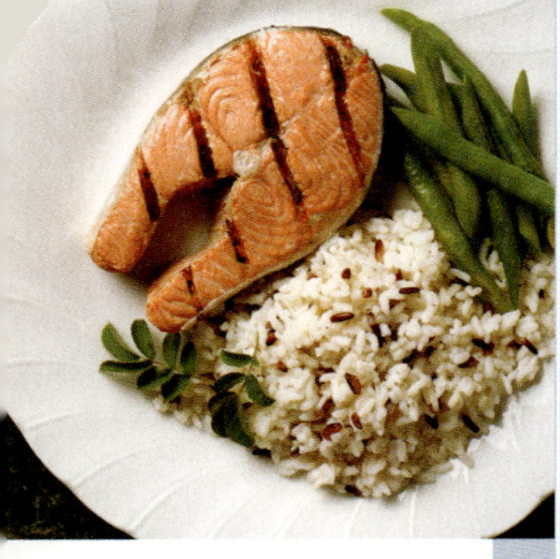

Omega-3-Fettsäuren

Omega-3-Fettsäuren haben lebenswichtige Aufgaben gerade beim Schutz der Gefäße: Sie vermindern die Triglyzerid- und Cholesterinwerte, wirken gegen erhöhten Blutdruck und verbessern die Fließeigenschaften des Blutes. Omega-3-Fettsäuren kommen vor allem im Öl von fetten Kaltwasser- beziehungsweise Hochseefischen wie Makrele, Hering oder Wildlachs vor. Menschen, die häufig Kaltwasserfische verzehren, haben eine deutlich geringere Infarkthäufigkeit.
Wissenschaftliche Befunde zeigen, dass schon die Aufnahme von täglich 0,5–1,8 Gramm Omega-3-Fettsäuren das Auftreten von Gefäßerkrankungen am Herzen deutlich senkt. Doch diese Menge ist mit dem Verzehr von Fisch kaum zu erreichen. Glücklicherweise gibt es die Möglichkeit die Omega-3-Fettsäuren als Nahrungsergänzungsstoffe zuzuführen. Prüfen Sie jedoch aufmerksam, was an „hochwertigen Fischölkapseln“ heute angeboten wird! Häufig verbergen sich Extrakte ausgepresster Schalen von Krustentieren hinter wohlklingenden Etiketten. Achten Sie also auf garantierte Produktherkunft. Oder weichen Sie auf Präparate pflanzlicher Herkunft aus.

Gute Ergebnisse zeigen wissenschaftliche Untersuchungen auch für die so genannte **MITTELMEERKOST** (siehe Kapitel 3.1, Seite 41). Die wirksamste Maßnahme zur Verhinderung eines Herzinfarkts: Hören Sie auf mit dem **RAUCHEN**. In Studien wurde dadurch eine mittlere Risikoreduktion von 46 Prozent ermittelt. Ein Rauchstopp ist die absolut beste Vorbeugung.

Zum Schluss ein Tipp: Wenn Sie sich um Ihre Herzkranzgefäße sorgen, dann gehen Sie doch mal zu Ihrem Zahnarzt. Sie schütteln ungläubig den Kopf – was sollen Sie denn beim Zahnarzt? Eine Tatsache ist inzwischen unbestritten: Bakterien in Zahntaschen können zu Erkrankungen des Herzens und der Herzkranzgefäße führen.

Ernährung zum Schutz vor Herzinfarkt

Unbedingt	Empfehlenswert
Mittelmeerkost	Reduktionskost bei Übergewicht
Omega-3-Fettsäuren	mehrfach ungesättigte Fettsäuren
Fünfmal täglich Obst und Gemüse	Olivenöl und Rapsöl bevorzugen
Zwei Meeresfischmahlzeiten wöchentlich	Alkohol reduzieren
Ballaststoffreiche Kost	bei Wein Rotwein bevorzugen
Nüsse in die Nahrung einbauen	

Schlaganfall und Durchblutungsstörungen des Gehirns – vermeidbare Katastrophen

Bei richtiger Behandlung der Risikofaktoren für eine Arteriosklerose könnte mindestens jeder zweite Schlaganfall (Apoplex) vermieden werden. Der Bluthochdruck ist der häufigste und wichtigste Risikofaktor für einen Schlaganfall. Menschen mit Bluthochdruck haben ein vier- bis fünffach erhöhtes Risiko einen Schlaganfall zu erleiden. Zur Vorbeugung gegen diese Katastrophe im Gehirn gelten alle Maßnahmen, die weiter oben in diesem Kapitel beschrieben wurden. Eine gute Ergänzung sind die Mittel der Modernen Homöopathie. Die vorgeschlagenen Medikamente können Sie gut miteinander kombinieren:

- Barijodeel als Basismittel bei Arteriosklerose (dreimal täglich 1 Tablette)
- Cerebrum compositum NM zur Verbesserung der Stoffwechselaktivität im Gehirn (kurmäßig zweimal jährlich: zweimal pro Woche 1 Ampulle, insgesamt 10 Anwendungen – entweder als Injektionen oder als Trinkampullen)
- Circulo-Injeel N zur Verbesserung der Durchblutung im Gehirn und in den Beinen (kurmäßig: zweimal pro Woche 1 Ampulle als Injektion oder Trinkampulle)
- Arteria-Heel N zur Verbesserung der Durchblutung in den Beinen (dreimal täglich 10 Tropfen)
- Vertigoheel zur generellen Verbesserung der Durchblutung, besonders auch der kleinen Blutgefäße (dreimal täglich 1 Tablette).

7.7 | Krebserkrankungen

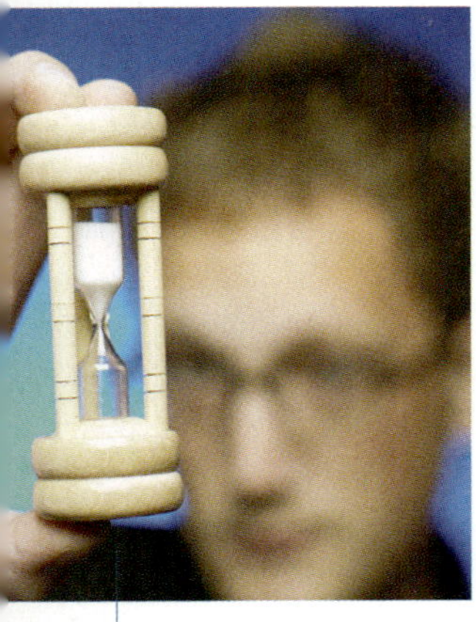

Vorbeugung geht vor Früherkennung, denn bei Krebs spielt der Zeitfaktor eine wesentliche Rolle.

Nach Angaben des Deutschen Krebsforschungszentrums in Heidelberg erkranken in Deutschland jährlich 390.000 Menschen an Krebs. Trotz verbesserter medizinischer Möglichkeiten und eines Rückgangs der Sterblichkeit an Krebs seit 1990 ist diese Erkrankung die zweithäufigste Todesursache in Deutschland. Diese Zahlen zeigen, dass es besonders wichtig ist, alle Möglichkeiten zu nutzen, einer Krebserkrankung vorzubeugen oder zumindest Tumore in einem so frühen Stadium zu erkennen, dass sie dauerhaft geheilt werden können. Dabei gilt: Vorbeugung geht vor Früherkennung!

Allgemeine Risikofaktoren für Krebs

Die Entstehung einer Krebserkrankung ist ein komplexes Geschehen: Unterschiedliche Faktoren führen zum unkontrollierten Zellwachstum und damit zum Beginn des Krebswachstums. Im Folgenden lernen Sie Risikofaktoren kennen, die an der Entstehung bestimmter Krebsarten beteiligt sind. Dabei handelt es sich um allgemeine Risikofaktoren. Weitere wichtige Risikofaktoren sind UV-Strahlen und bestimmte Medikamente.

Wenn Sie zusätzlich spezielle Gefahrenquellen und Möglichkeiten der Früherkennung kennen lernen möchten, sollten Sie auch die Abschnitte zu den einzelnen Krebsarten lesen (siehe Seite 164).

Risikofaktoren für Krebserkrankungen

Risikofaktor	Prozentualer Anteil an der Krebsentstehung	Betroffene Organe
Vererbung	5 %	Auge, Darm, Brust, Eierstöcke, Schilddrüse
Infektionen	5 %	Magen, Leber, Lymphsystem, blutbildendes System, Gebärmutterhals
Rauchen	25–30 %	Lunge, Niere, Mundhöhle, Kehlkopf, Speiseröhre, Blut, Bauchspeicheldrüse, Harnblase, Gebärmutterhals
Luftschadstoffe	2 %	Lunge
Ernährung	20–40 %	Mundhöhle, Speiseröhre, Kehlkopf, Magen, Darm, Bauchspeicheldrüse, Brust, Prostata
Alkohol	3 %	Mundhöhle, Rachen, Leber, Speiseröhre, Kehlkopf
Berufliche Faktoren	4–8 %	Lunge, Harnblase

Quelle: Deutsches Krebsforschungszentrum Heidelberg

In der modernen Labormedizin kann man über die **GENANALYSE** von Entgiftungsenzymen die individuelle Fähigkeit des Körpers feststellen, mit Krebs erzeugenden Substanzen fertig zu werden und diese zu eliminieren. Je weniger Entgiftungskapazität nachgewiesen werden kann, desto höher ist das Krebsrisiko. Gemessen wird dabei die Glutathion-S-Transferase im Serum und das Desoxyguanosin im Morgenurin. Der Test ist sinnvoll, wenn in Ihrer Familie gehäuft Verwandte an Krebs erkrankt sind. Sollte bei Ihnen eine geringe Entgiftungskapazität festgestellt werden, dann sollten Sie Radikalfänger einnehmen (siehe Seite 154).

Allgemeine Regeln zur Krebsvorbeugung

Der Europäische Kodex gegen Krebs enthält allgemeine Regeln für Ihre Gesundheit, die Sie im Folgenden auszugsweise kennen lernen. Wie Sie sehen werden, stimmen sie in vielem mit den Gesundheitsregeln überein, über die Sie schon in den vorigen Kapiteln einiges erfahren haben. Wenn Sie diese Regeln befolgen, können Sie also nicht nur Ihr Krebsrisiko, sondern auch Ihr allgemeines Krankheitsrisiko erheblich verringern.

> **REGEL 1:** Rauchen Sie nicht beziehungsweise hören Sie so schnell wie möglich damit auf.

> **REGEL 2:** Vermeiden Sie Übergewicht. Streben Sie einen BMI von 20 bis 25 an (siehe Seite 32).

> **REGEL 3:** Bringen Sie sich einmal am Tag kräftig in Bewegung. Eine amerikanische Studie an 74.000 Frauen nach der Menopause zeigte, dass Sport das Krebsrisiko um 14 bis 18 Prozent senken konnte. Dreimal pro Woche 20 bis 30 Minuten moderater Ausdauersport wie Nordic Walking sollten es schon sein (siehe Kapitel 3.5, Seite 51).

> **REGEL 4:** Wenn Sie Alkohol trinken, dann begrenzen Sie den Konsum. Männer sollten nicht mehr als zwei, Frauen nur ein Glas am Tag trinken. Falls Sie mehr als ein Glas Alkohol täglich zu sich nehmen und auf den vermehrten Alkoholkonsum nicht verzichten mögen – dann ist es zur Krebsprophylaxe sinnvoll, täglich Folsäure (zum Beispiel einmal täglich 5 Milligramm) einzunehmen.

> **REGEL 5:** Halten Sie genauestens die Vorschriften ein, durch die Sie vor einem Kontakt mit Krebs erregenden Stoffen geschützt werden sollen, zum Beispiel im Beruf.

> **REGEL 6:** Essen Sie mehr und vielfältiger Gemüse und Obst, mindestens fünf Portionen pro Tag. Essen Sie weniger Produkte, die tierisches Fett enthalten.

Bei 30 Prozent aller Krebserkrankungen soll es einen Zusammenhang mit der **ERNÄHRUNG** geben. Zwischen 1992 und 1998 wurde in zehn europäischen Ländern an 520.000 Menschen eine umfassende Studie zum Zusammenhang zwischen Krebs und Ernährung durchgeführt – die so genannte EPIC-Studie. Eine Zwischenauswertung liefert uns wichtige Erkenntnisse: Wer ein Pfund Obst oder Gemüse am Tag isst, verringert sein Risiko an Magenkrebs zu erkranken. Ein Pfund Obst reduziert ähnlich stark das Risiko für Lungenkrebs. Ballaststoffe senken das Darmkrebsrisiko: Wer durchschnittlich 34 Gramm Ballaststoffe am Tag zu sich nimmt, hat ein 40 Prozent geringeres Darmkrebsrisiko als Menschen, die nur 12 Gramm Ballaststoffe täglich essen. Hier zwei einfache Beispiele:

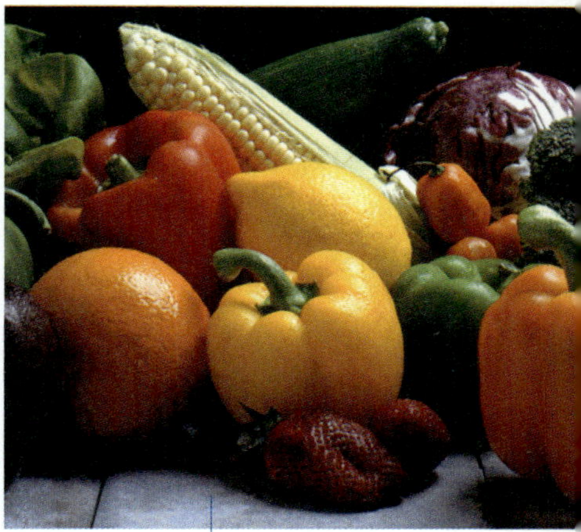

Treiben Sie es bunt! Bei der Gemüseauswahl ist Farben-Mischen angesagt.

- 100 Gramm Obst enthalten drei Gramm Ballaststoffe.
- 100 Gramm Vollkornbrot enthalten sechs Gramm Ballaststoffe.

Sie können also einer Krebserkrankung effektiv vorbeugen, indem Sie täglich rund 400 Gramm Obst oder Gemüse, 30 Gramm Ballaststoffe und nicht mehr als 30 Gramm Fleischprodukte essen. Ein einfacher Tipp: Essen Sie täglich fünf Handvoll „Ampel-Obst" und „Ampel-Gemüse": rot – gelb – grün.

Mit gesunder Ernährung können Sie Ihren Körper also gegen Krebs unterstützen. Sie sollten aber gleichzeitig darauf achten, Krebs erregende Stoffe in der Nahrung zu meiden. Zu ihnen gehören zum Beispiel Aflatoxine, Acrylamid, Cadmium und Nitrosamid.

- **AFLATOXINE** sind stark Krebs erregend. Sie werden von Schimmelpilzen gebildet. Besonders gefährdet sind Getreide, Erdnüsse, Pistazien, Feigen, Mandeln und Marzipan. Achten Sie bei diesen Produkten auf besonders gute Qualität.
- **ACRYLAMID**belastete Lebensmittel sollten Sie möglichst selten verzehren. Besonders bedenklich sind Knabberartikel wie Kartoffelchips, Pommes frites und Kräcker. Falls Sie ein „Knabberfan" sind, essen Sie

diese Produkte wegen des Krebsrisikos höchstens einmal wöchentlich – knabbern Sie lieber an einer Möhre oder einem Radieschen.

- Innereien, Muscheln, Wild und Waldpilze enthalten das Krebs erregende Schwermetall **CADMIUM**. Bauen Sie diese Produkte nur selten in Ihren Speiseplan ein. Denken Sie auch daran, dass nach der Reaktorkatastrophe von Tschernobyl die Waldpilze ebenso wie Waldbeeren und das Wild immer noch radioaktiv belastet sein können.
- Zum Backen, Kochen und Braten wählen Sie am besten Pflanzenöle und Margarine aus nicht gehärteten Fetten. Sie sind fast frei von ungünstigen **TRANSFETTEN**. Achten Sie außerdem darauf, dass beim Anbraten und Frittieren kein Rauch entsteht. Dann ist die Temperatur so hoch, dass die schädlichen Transfette entstehen. Fett, das schon einmal so hoch erhitzt war, sollten Sie nicht mehr verwenden.
- Beim Grillen können die Krebs erregenden **BENZPYRENE** entstehen, wenn das Fett in die Glut tropft. Indem Sie zum Beispiel Alufolie auf den Rost legen, vermeiden Sie diesen Effekt.
- Gesunde Ernährung in der Krebsvorsorge heißt auch: möglichst wenig Gepökeltes essen. Wenn man Gepökeltes gemeinsam mit Käse erhitzt, entstehen Krebs erregende **NITROSAMINE**. Also lieber Hände weg von der beliebten Salami-Pizza.
- Meiden Sie die Tankstelle als Kaufmannsladen für Butter, Brot, Käse oder Wurst. Die „Tankstellen-Nahrungsmittel" sind stark mit **BENZOL** belastet.

Zur Früherkennung und Vorbeugung spezieller Krebserkrankungen stehen weitere Möglichkeiten zur Verfügung, die in den folgenden Abschnitten dargestellt werden.

Darmkrebs

In Deutschland erkranken jährlich etwa 50.000 Menschen an Darmkrebs. Leider wird diese Krankheit häufig zu spät erkannt.

> **FRÜHERKENNUNG:** Mögliche Symptome sind das abwechselnde Auftreten von Durchfall und Verstopfung, krampfartige Bauchschmerzen, bleistiftdünner Stuhlgang, eine Schwarzverfärbung des Stuhls oder Blutauflagerungen auf dem Stuhl. Bei solchen Veränderungen sollten Sie dringend einen Arzt aufsuchen.

Bisher wurde zur Früherkennung des Darmkrebses der Stuhl auf verborgenes Blut untersucht. Dazu gab es kleine Testbriefchen vom Arzt. Leider ist dieser Test recht ungenau – mit ihm werden nur 30 Prozent der vorhandenen Polypen und Tumore erkannt. Inzwischen gibt es einen neuen, sichereren Tumortest, den M2-PK-Test. Für diesen Test wird nur eine Stuhlprobe benötigt.

> **VORBEUGUNG:** Zur Vorbeugung gegen Darmkrebs ist es insbesondere günstig, auf rotes Fleisch und fettreiche Mahlzeiten zu verzichten. In vielen Studien wird darauf hingewiesen, dass die Einnahme von Folsäure und Kalzium (500–1.000 Milligramm täglich) vor Darmkrebs schützen soll.

Brustkrebs

Der Brustkrebs ist seit Jahren die häufigste Krebserkrankung bei Frauen in den westlichen Ländern. In Deutschland ist jede neunte Frau von dieser Krankheit betroffen.

> **RISIKOFAKTOREN:** Zu den speziellen Risikofaktoren für Brustkrebserkrankungen gehören eine frühe erste Regelblutung (vor dem 12. Lebensjahr), das Eintreten der Wechseljahre nach dem 55. Lebensjahr, keine oder eine späte Erstschwangerschaft (nach dem 30. Lebensjahr), eine langfristige Einnahme von Östrogenen (über vier bis fünf Jahre), familiäre Belastung (Brustkrebs bei Schwester oder Mutter) sowie Übergewicht nach den Wechseljahren. Auch die im allgemeinen Teil dieses Kapitels erwähnten Risikofaktoren, zum Beispiel der Alkoholkonsum, spielen eine sehr große Rolle.

Neue wissenschaftliche Untersuchungen haben gezeigt, dass auch bestimmte Östrogene, die so genannten 16-OH-Östrogene, einen Risikofaktor für die Entstehung von Brustkrebs darstellen, weil sie entartete Zellen zu einem weiteren Wachstum anregen.

> **FRÜHERKENNUNG:** Unverzichtbar ist Ihre eigene regelmäßige Tastuntersuchung der Brust, die Sie am besten nach Ihrer Regel durchführen. In der Abbildung sehen Sie, wie Sie dabei vorgehen müssen. Frauen ab 50 Jahren sollten zusätzlich am Mammografie-Screening zur Früherkennung von Brustkrebs teilnehmen.

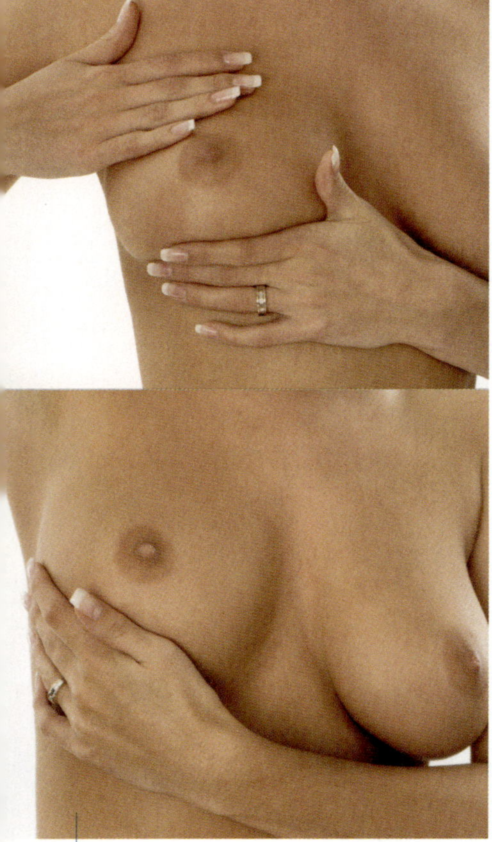

Zunächst tasten Sie im Stehen Ihre Brust mit der flachen Hand rundum von innen nach außen ab. Danach untersuchen Sie die Brustwarze und den Warzenhof. Zum Schluss tasten Sie die Achselhöhlen ab. Danach untersuchen Sie die Brust im Liegen. Kontrollieren Sie auf diese Weise Ihre Brust einmal monatlich, am besten nach der Regelblutung.

Ein neues Verfahren der Labormedizin, das ganz individuelle Brustkrebsrisiko zu untersuchen, ist die Bestimmung des Verhältnisses vom „schlechten" 16-OH-Östrogen zum „guten" 2-OH-Östrogen. Für diese Laboruntersuchung benötigt das Labor (Adressen siehe Anhang auf Seite 185) nur Ihren Morgenurin. Leider ist dieses Verfahren in den Praxen der Frauenärzte noch nicht etabliert.

> **VORBEUGUNG:** Sollte bei Ihnen ein schlechtes Verhältnis zwischen den 16-OH- und den 2-OH-Östrogenen festgestellt werden, vermeiden Sie Hormonersatztherapien und stellen Sie Ihre Ernährung um. Das Verhältnis der Östrogene ist sehr gut durch Nahrungsmittel zu beeinflussen. Essen Sie, so häufig Sie es in Ihren Küchenplan einbauen können, Weißkohl, Brokkoli, Rosenkohl, Grünkohl, Kohlrabi, Radieschen, Rettich, Rucola, Kresse und Rüben. In ihnen ist der Krebsschutzfaktor Indol-3-carbinol (I3C) enthalten.

Gebärmutterhalskrebs

An einem Gebärmutterhalskrebs erkranken in Deutschland durchschnittlich 20 von 100.000 Frauen – insbesondere ab dem 40. Lebensjahr.

> **RISIKOFAKTOREN:** Bei der Entstehung dieser Krebserkrankung spielen die so genannten humanen Papillomaviren (HPV) eine entscheidende Rolle. Sie werden sexuell übertragen und fördern ein ungebremstes Zellwachstum im Körper. Rund 10 bis 20 Prozent aller Frauen sind mit dem HPV infiziert. Das Risiko, an einem Gebärmutterhalskrebs zu erkranken, ist für diese Fauen um das 24fache erhöht.

Frauen mit häufig wechselnden Geschlechtspartnern sind besonders betroffen. Auch das Rauchen wirkt sich negativ aus: Raucherinnen infizieren sich häufiger am Papillomavirus.

> **FRÜHERKENNUNG:** Bei der normalen Krebsvorsorgeuntersuchung wird ein PAP-Test durchgeführt. Zusätzlich ist der Test auf HP-Viren sinnvoll. Sprechen Sie Ihren Frauenarzt darauf an.

> **VORBEUGUNG:** Achten Sie bei sich und Ihrem Sexualpartner auf gute Hygiene – und geben Sie das Rauchen auf.

Prostatakrebs

In Deutschland erkranken rund 29.000 Männer jährlich an einem Prostatakarzinom.

> **RISIKOFAKTOREN:** Männer mit einem Selenmangel haben ein vier- bis fünffach erhöhtes Risiko, an Prostatakrebs zu erkranken. Ein ähnliches Risiko für die Entstehung von Prostatakrebs bewirkt ein erniedrigter Vitamin-D-Wert.

> **FRÜHERKENNUNG:** Wenn Sie einem Prostatakarzinom vorbeugen möchten, lassen Sie die Werte von Selen und Vitamin D in Ihrem Blut messen. Beide Werte sollten im oberen Normbereich liegen.

> **VORBEUGUNG:** Falls Ihr Selenwert zu niedrig ist, ist die Einnahme von Selen als Nahrungsergänzungsmittel sinnvoll, zum Beispiel in Form von täglich 1 Trinkampulle Selenase oder einer Tablette Cefasel 100. Auch die Einnahme von Vitamin D (100–500 IU) kann wichtig sein, zum Beispiel Vigantoletten 500 (einmal täglich 1 Tablette).

Falls sich bei einer Nachkontrolle die Werte im oberen Normbereich befinden, können Sie versuchen, als Erhaltungsdosis die Einnahmedosis zu halbieren.

Hautkrebs

Die Anzahl der Neuerkrankungen an Hautkrebs ist in den letzten Jahrzehnten rapide angestiegen: Etwa 120.000 Menschen sind jedes Jahr in Deutschland betroffen. Man führt diese Zunahme auf den Wunsch nach sonnengebräunter Haut zurück – einem Schönheitsideal, das sich seit den 30er Jahren des letzten Jahrhunderts durchgesetzt hat.

> **RISIKOFAKTOREN:** Intensives Sonnenbaden im Urlaub oder in der Freizeit ist der Risikofaktor Nummer 1 für die Entstehung von Hautkrebs. Die UV-Strahlung der Sonne kann verschiedene Formen von Haut-

krebs verursachen. Jeder Mensch hat ein individuelles Risiko dafür. Besonders Menschen mit heller Haut, Leberflecken, Muttermalen und Sommersprossen sind gefährdet. Bei mediterranen Typen und eher dunkelhäutigen Menschen ist das Risiko geringer.

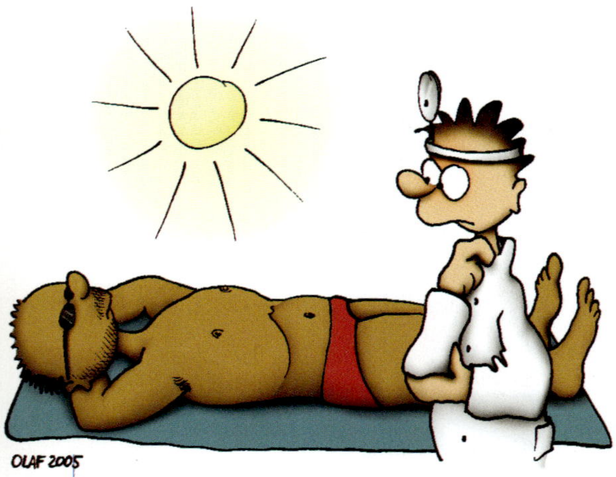

Wer seine Haut so beansprucht, spart besser schon einmal für die Arztbehandlung.

> **FRÜHERKENNUNG:** Bitte überprüfen Sie selbst Ihre Haut auf dunkle Flecken. Gehen Sie zum Hautarzt, wenn Sie eine solche Hautveränderung entdecken, insbesondere dann, wenn sie größer wird, blutet oder juckt.

> **VORBEUGUNG:** Allgemein gilt: je weniger Sonnenbäder, desto besser. Gewöhnen Sie Ihre Haut stets langsam an die Sonne und meiden Sie die pralle Mittagssonne. Cremen Sie unbedeckte Körperregionen mit Sonnenschutzmitteln ein. Wichtig ist ein Lichtschutzfaktor von mindestens 20, womit Sie 90 Prozent der schädlichen UV-Strahlen abhalten können. Lassen Sie die Sonnencreme eine halbe Stunde einwirken, bevor Sie in die Sonne gehen. Beim Sonnenschutz denken Sie besonders an die „Balkone" Ihres Körpers, die oft beim Eincremen vergessen werden: unbedeckte Kopfhaut, Ohren, Nase, Schultern, Nacken, Dekolletee, Knie und Füße. Das Sonnenbaden im Solarium ist keine gesunde Alternative – am besten lassen Sie es ganz bleiben.

7.8 | Altersdemenz

In Deutschland sind zur Zeit eine Million Menschen an einer Altersdemenz erkrankt und benötigen täglich Medikamente. Nach Hochrechnungen sollen es im Jahr 2030 doppelt so viele Menschen sein und im Jahr 2050 wird eine Vervierfachung erwartet.

Doch was ist das überhaupt – „Altersdemenz"? Es ist wichtig, diese Frage zu klären, denn Demenz ist nicht gleich Demenz. Die Demenzerkrankungen werden entsprechend ihrer Ursache eingeteilt.

Mit 50 bis 60 Prozent hat die **ALZHEIMERDEMENZ** den größten Anteil an allen Demenzformen. Die Alzheimerdemenz wird auch Morbus

Alzheimer genannt. Der deutsche Psychiater Alois Alzheimer beschrieb 1907 zum ersten Mal die Symptome der nach ihm benannten Erkrankung. Die Alzheimerdemenz kann nicht mit hundertprozentiger Sicherheit nachgewiesen werden. Um sie zu diagnostizieren, führt der Arzt Untersuchungen durch, die andere zu einer Demenz führende Krankheiten ausschließen. Zu diesen Untersuchungen gehören bildgebende Verfahren wie ein Computertomogramm, Laboruntersuchungen, eventuell auch ein EEG (Messung der Gehirnströme) oder eine Kernspinuntersuchung.

Die Alzheimerkrankheit ist geprägt durch eine langsam fortschreitende Einbuße der Merk- und Gedächtnisfähigkeit. Es kommt zu einem Untergang von Nervenzellen und zur Bildung von Plaques (Ablagerungen) in vielen Gehirnregionen. Die Ursache für den Zellverlust ist noch unbekannt. Die Erkrankung geht einher mit einem Mangel an dem Informations-Überträgerstoff Acetylcholin.

An einer Demenz aufgrund von Durchblutungsstörungen, einer so genannten **VASKULÄREN DEMENZ**, leiden 10 bis 15 Prozent der Betroffenen. Bei dieser Demenz kommt es durch arteriosklerotische Veränderungen der hirnversorgenden Arterien und der Hirngefäße zu Durchblutungsstörungen im Gehirn. Dort ereignen sich ab und zu „Mikroschlaganfälle", die oft nicht bemerkt werden, aber zum Absterben von Gehirnsubstanz führen.

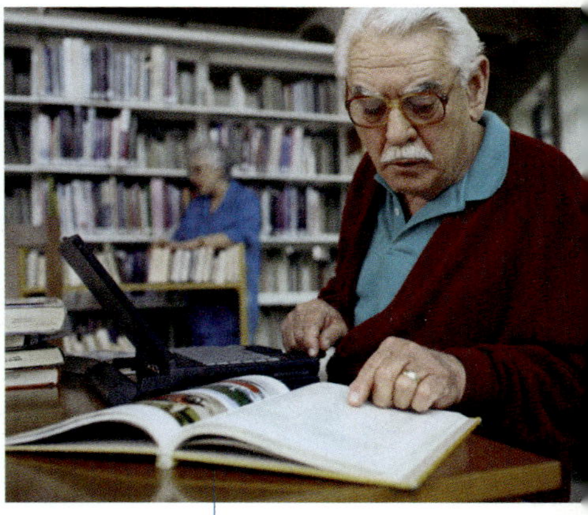

Halten Sie sich nicht nur körperlich, sondern auch geistig fit!

An einer **MISCHFORM BEIDER DEMENZFORMEN** – also Morbus Alzheimer, kombiniert mit Durchblutungsstörungen – leiden weitere 25 Prozent der Demenzkranken.

Bei 15 Prozent der Erkrankten ist die Demenz die Folge anderer Krankheiten. Diese Form der Demenz nennt man **SEKUNDÄRE DEMENZ**. Sie kann zum Beispiel nach Alkoholmissbrauch auftreten.

Schreckgespenst Demenz?

Viele Menschen klagen über Vergesslichkeit: Wie war denn noch gleich der Name der Nachbarin oder der Titel des Lieblingsbuches, wann hatte die Enkelin Geburtstag?

Wenn Sie genau wissen möchten, wie es um Ihre Gedächtnisleistung, besonders um Ihr Kurzzeitgedächtnis steht, dann können Sie bei Ihrem

> **Keine Sorge!**
>
> Falls Ihr Test eine beginnende Gedächtnisstörung zeigt, erschrecken Sie nicht – es gibt sehr viele natürliche Möglichkeiten, ein weiteres Fortschreiten zu verhindern oder ganz erheblich zu verlangsamen.

Arzt Hirnleistungstests durchführen lassen. Denn Sie leiden nicht gleich an einer Demenz, wenn Ihnen manche Worte nicht einfallen.

Geeignet sind nur die Tests, die eine Demenz im Frühstadium erfassen. Gute Testverfahren sind der **KAI-TEST** (Kurztest für Allgemeine Intelligenz) und der **C.I.-TEST** (Kurztest für cerebrale Insuffizienz). Bei diesen Testverfahren werden Ihr Kurzzeitgedächtnis und Ihre geistige Leistungsfähigkeit gemessen. Die Durchführung ist ganz einfach. Sie sitzen Ihrem Arzt gegenüber, der den Test ausführt. Beim C.I.-Test müssen Sie Symbole und Buchstaben erkennen – hier kommt es auf Geschwindigkeit an. Beim KAI-Test müssen Sie so schnell wie möglich Buchstaben und Zahlen nachlesen und danach Buchstaben- und Zahlenreihen nachsprechen – hierbei wird Ihre Merkfähigkeit überprüft. Wenn Sie Interesse an diesen Tests haben, wenden Sie sich an Ihren Hausarzt. Lassen Sie sich einen Termin am Morgen geben – Sie sind dann geistig fitter als nachmittags oder abends.

Grundprogramm gegen Gedächtnisstörungen

Der Erfolg einer Behandlung von Gedächtnisstörungen hängt stark von einem frühzeitigen Beginn ab. Im Frühstadium haben Sie gute Chancen, der Krankheit den Kampf anzusagen. Was können Sie tun? Zu unserem Anti-Aging-Programm gehört eine Therapie mit sieben Pfeilern:

1. Geistiges und körperliches Fitnesstraining
2. Entgiftung
3. Ernährung: fünfmal täglich Obst und Gemüse, zwei bis drei Liter Flüssigkeitszufuhr pro Tag, erhöhte Zufuhr von Omega-3-Fettsäuren
4. Einnahme von Antioxidantien
5. Ausreichende Versorgung mit Vitaminen
6. Pflanzliche Heilmittel
7. Homöopathie und Moderne Homöopathie.

Eine schöne **ÜBUNG** zur Stärkung Ihrer Merkfähigkeit ist die Verlege-Übung, die auf Seite 47 beschrieben ist.

Erste Ergebnisse einer aktuellen Studie an der Tufts University (Boston) zeigen die Bedeutung von **OMEGA-3-FETTSÄUREN** für das Alzheimerrisiko: Eine Erhöhung des Spiegels an Omega-3-Fettsäuren im Blut senkt dieses Risiko deutlich. Das lässt die Schlussfolgerung zu, dass eine erhöhte Aufnahme von Omega-3-Fettsäuren gegen Gedächtnisstörungen sinnvoll ist (zur Einnahme siehe Seite 158).

Neueren wissenschaftlichen Untersuchungen zufolge spielt auch ein erhöhter Homocysteinspiegel bei der Entstehung von Demenzerkrankungen eine wichtige Rolle. Eine Erhöhung des Homocysteinwertes um 5 µmol/l erhöht demnach das Risiko für eine Demenzerkrankung um 40 Prozent. Lassen Sie bei den geringsten Anzeichen für eine Gedächtnis- oder Konzentrationsstörung Ihren Homocysteinwert bestimmen. Ein erhöhter Homocysteinwert sowie erniedrigte Werte von Vitamin B_6, B_{12} und Folsäure stellen Risikofaktoren für die Entwicklung einer Demenz dar. Die Einnahme von Vitamin B_6 und B_{12} sowie Folsäure kann den Homocysteinwert senken (siehe Seite 153).

„Pflanzen fürs Hirn"

Das wichtigste pflanzliche Heilmittel gegen Gedächtnisstörungen stammt aus den Blättern des bekannten Ginkgobaumes. In vielen großen Studien konnte seine Wirksamkeit bei Hirnleistungsstörungen belegt werden. Als Pflanzenheilmittel hat sich **GINKGO BILOBA** bei Durchblutungsstörungen der Beine, des Gehirns mit Hirnleistungsstörungen sowie bei Durchblutungsstörungen im Innenohr mit Schwindel oder Tinnitus bewährt. Ginkgo wirkt auch gut als Radikalfänger gegen freie Sauerstoffradikale.

Eine rechtzeitige Einnahme von Ginkgo biloba erhält die geistige Leistungsfähigkeit und verhindert beziehungsweise verzögert die Entwicklung einer Demenz. Nehmen Sie täglich mindestens 80 Milligramm eines in der Apotheke erhältlichen Ginkgo-biloba-Präparates ein (zum Beispiel Tebonin).

In der **HOMÖOPATHIE** können Sie Ginkgo hervorragend zum Beispiel bei Konzentrationsstörungen und Reizbarkeit einsetzen. Es hilft auch bei starker Müdigkeit und Erschöpfung,

Erstattungsfähig

Auch nach der Gesundheitsreform wird bei der Diagnose „Demenz" die Behandlung mit Ginkgo biloba in allen angebotenen Wirkstärken von den Gesetzlichen Krankenkassen erstattet (Stand 03/2005).

Kältegefühl bis in die Knochen, Kopfschmerzen, Übelkeit beim Autofahren, Rauschen im Ohr und Schmerzen im Nacken und den Gliedern. Bei diesen Beschwerden versuchen sie Ginkgo biloba D4 (dreimal täglich 5 Globuli).

Ginkgo biloba – zauberhafte Heilpflanze

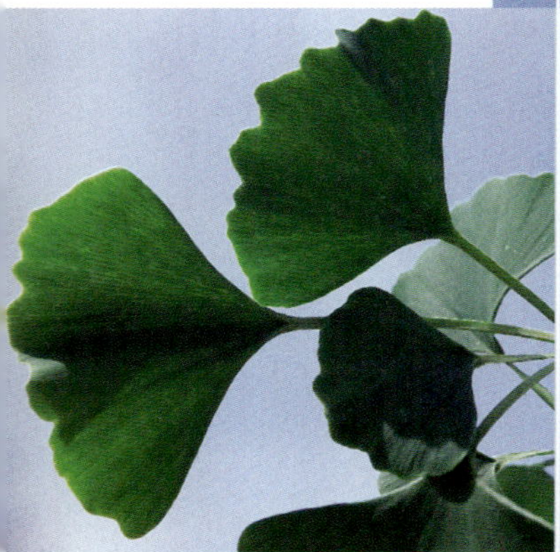

Der Ginkgobaum gehört zu den ältesten Pflanzen der Erde. Weltweit wird er verehrt. In Asien pflanzt man Ginkgobäume in die Nähe von Tempeln und Wohnhäusern, um Unheil fernzuhalten. Der Ginkgobaum ist äußerst widerstandsfähig – er übersteht Insektenfraß, Feuer und Naturkatastrophen. Auch den von Menschenhand ausgelösten Katastrophen trotzt er. So hat er die Auswirkungen der Atombombe in Hiroshima als einziger Baum überlebt.
Goethe verherrlichte das Blatt des Ginkgobaumes als Liebessymbol der Trennung und Einheit – das Ginkgoblatt gilt als „Blatt der Liebenden". Die Sage berichtet, dass auf dem Ginkgobaum die ersten Menschen lebten; sie waren gleich den Blättern unten zusammengewachsen, Mann und Frau bildeten eine Einheit. Eines Tages wurden die Menschen vom Baum geschüttelt und kamen als Mann und Frau auf der Erde an. Ihre körperliche Verbindung war gerissen. Sie wurden zwei und müssen sich nun stets aufs Neue suchen. Auf dem Baum wuchsen nun statt der Menschen Blätter, welche den Urzustand des Menschengeschlechts symbolisieren – unten zusammengewachsen. Diese „Schöpfungsgeschichte der Liebe und des Leids" ist im Ginkgoblatt fortwährend ausgedrückt.

Eine große Rolle in der Vorbeugung und in der Behandlung von Demenzerkrankungen spielt auch die **GINSENGWURZEL**, die als Heilpflanze gut bekannt ist. Sie wird auch „Kraut der ewigen Jugend" oder „Speise der Unsterblichkeit" genannt. Im alten China war Ginseng so begehrt, dass er mit Gold aufgewogen wurde. Marco Polo brachte ihn im 13. Jahrhundert mit nach Europa. Ginseng gehört zu den Efeugewächsen. Seine Wurzel wächst möhrenartig in den Boden, wo sie sich verzweigt, so dass eine menschenähnliche, gnomenhafte Wurzelform entsteht.

In den letzten Jahren wurden die Inhaltsstoffe in der Ginsengwurzel wissenschaftlich untersucht. Man fand dabei einen Wirkstoffkomplex, der bei reduzierter Leistungsfähigkeit eine gute Wirkung auf Nerven-, Hirn- und Muskelzellen entfaltet. Ginseng hilft bei Müdigkeit, Leistungsabfall und Konzentrationsschwäche. Er verbessert die geistige Vitalität.

Sie bekommen Ginseng in der Apotheke als Kapseln, Dragees oder in Tropfenform. Leider ist reiner Ginseng außerordentlich teuer. Deshalb seien Sie bei günstigen Präparaten aufmerksam – viele Medikamente halten den Versprechungen nicht stand.

Moderne Homöopathie

Die beiden wichtigsten Modernen Homöopathika sind Vertigoheel und Cerebrum compositum NM. Sie sind sozusagen die Basis einer medikamentösen Vorbeugung und Therapie von Demenzerkrankungen.

Basismittel bei Hirnleistungsstörungen

Beschwerdebild/Wirkung	Medikament	Dosis
Gehirnfunktionsmittel bei allen Demenzformen	Cerebrum compositum NM	zweimal wöchentlich 1 Trinkampulle, oder kurmäßig
Allgemeine Durchblutungsstörung	Circulo-Injeel N	zweimal wöchentlich 1 Trinkampulle, oder kurmäßig
Hirnleistungsschwäche, besonders arteriosklerotisch bedingt	Selenium-Homaccord	dreimal täglich 10 Tropfen
Arterielle Durchblutungsstörung	Arteria-Heel N	dreimal täglich 10 Tropfen
Schwindel, arteriosklerotische Durchblutungsstörung, Mikrozirkulationsstörung	Vertigoheel	dreimal täglich 10 Tropfen

Sie können diese Mittel je nach Beschwerdebild kombinieren. Die Einnahmedauer hängt von Ihren Beschwerden ab. Die Mittel Cerebrum compositum NM und Circulo-Injeel N sind am besten kurmäßig anzuwenden, zum Beispiel zwei- bis dreimal jährlich. Gute Erfahrungen liegen mit Infusionstherapien zur Vorbeugung einer geistigen Leistungsminderung vor. Sprechen Sie Ihren Arzt darauf an oder wenden Sie sich an die Internationale Gesellschaft für Homöopathie und Homotoxikologie (Adresse siehe Anhang, Seite 183).

A | Anhang

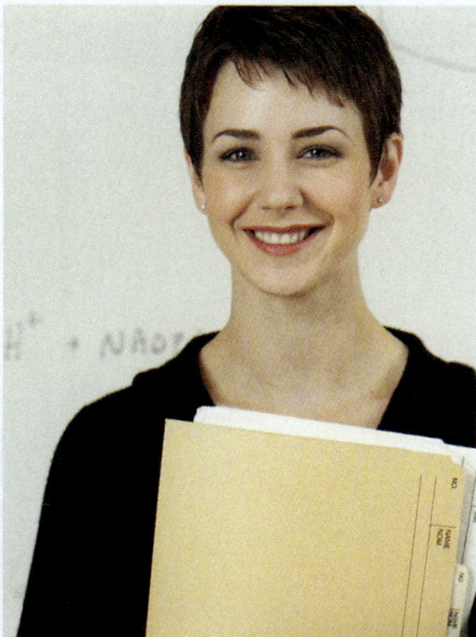

Der Weg zu Ihrem ganz persönlichen A

Die Basis

Für alle		Für Gründliche	
Was	**Wann**	**Was**	**Wann**
Gesunde Ernährung (Kap. 3.1-3.3)	dauerhaft	zusätzlich Algenpräparat (Kap. 3.13)	dreimal im Jahr für 6 Wochen
Entspannung (Kap. 3.4)	dreimal pro Woche	Entspannung (Kap. 3.4)	täglich mindestens 10-20 Minuten
Bewegung (Kap. 3.5)	dreimal pro Woche	Bewegung (Kap. 3.5)	täglich mindestens 20 Minuten
Hautpflege (Kap. 6.1-6.2)	täglich		

Schritt 1: Allgemeine Entgiftungsmaßnahmen (Kap. 3.6)

Bauen Sie diese Maßnahmen in Ihren Alltag mit ein.

Für alle		Für Gründliche	
Was	**Wann**	**Was**	**Wann**
Zungenreinigung	täglich	zusätzlich Ölziehen	täglich
Heiß-Wasser-Kur	täglich oder als Kur	zusätzlich Sauna	einmal pro Woche, September bis April

Aging-Programm

Bei speziellen Beschwerden

Wenn	Was	Wann
... Ihre Ernährung nicht optimal ist, bei Stress und Erschöpfung (Kap. 3.13, statt Algenpräparat)	Multi-Präparat	zweimal im Jahr für 2 Monate
... Sie sich ungesund ernähren und Sie stark belastet sind (Kap. 3.13, statt Algenpräparat)	Multi-Präparat + OPC-Präparat	täglich mehrmals im Jahr für 6 Wochen

Persönliche Notizen

Schritt 2: Spezielle Entgiftungsmaßnahmen

Ergänzen Sie die allgemeinen Entgiftungsmaßnahmen.

Für alle		Für Gründliche	
Was	**Wann**	**Was**	**Wann**
Darmreinigung und Entsäuerung (Kap. 3.7)	ein- bis zweimal im Jahr für 4 Wochen [z. B. Februar und Juli]	zusätzlich Fasten (Kap. 3.8)	ein- bis zweimal im Jahr für 1-3 Wochen
		zusätzlich Entgiftungskur mit Komplexmitteln (Kap. 3.10)	ein- bis mehrmals im Jahr über 6-8 Wochen

Schritt 3: Organpflege (Kap. 3.11)

Es folgt die Organpflege: dreimal im Jahr (im Frühjahr und Sommer nach den Entgiftungsmaßnahmen

Für alle		Für Gründliche	
Was	**Wann**	**Was**	**Wann**
Darmpflege mit Bittermittel	täglich		
Leberpflege mit Zinn-Salbe	2-3 Wochen im Frühjahr [z. B. März]	zusätzlich Komplexmittel	gleichzeitig mit der Salbenkur
Herzpflege mit Gold-Salbe	2-3 Wochen im Sommer [z. B. August]	zusätzlich Komplexmittel	gleichzeitig mit der Salbenkur
Nierenpflege mit Kupfer-Salbe	2-3 Wochen im Herbst/ Winter [z. B. November]	zusätzlich Komplexmittel	gleichzeitig mit der Salbenkur

Persönliche Notizen

Bei speziellen Beschwerden

Wenn	Was	Wann
... Sie Verdauungsstörungen/ Blähbauch/(Verdacht auf) Nahrungsmittelunverträglichkeit haben	zusätzlich Beta-Glucane	zwei- bis dreimal im Jahr für 4 Wochen [z. B. Januar, Mai, Oktober]
... Sie unter Blähungen, Völlegefühl, unregelmäßigem Stuhlgang leiden	zusätzlich Symbioselenkung	täglich oder dreimal im Jahr für 4 Wochen [z. B. Januar, Mai, Oktober]

Spezialprogramme zur Vorsorge und bei Beschwerden

Ergänzen Sie die Schritte 1 bis 3 Ihres Anti-Aging-Programms gegebenenfalls um Spezialmaßnahmen. Wählen Sie dazu aus der folgenden Liste dasjenige Problem aus, das Ihnen aktuell am meisten Beschwerden macht oder Ihr Hauptrisiko darstellt. Im entsprechenden Kapitel finden Sie das genaue Vorgehen zur Vorbeugung bzw. Behandlung.

Hauptproblem	Kapitel
Wechseljahresbeschwerden allgemein (Frau)	**4**
• Hitzewallungen	4.3
• Erschöpfung und Depressionen	4.4
• Migräne	4.5
• Gebärmutterprobleme	4.6
• Sexuelle Probleme	4.7
Wechseljahresbeschwerden allgemein (Mann)	**5**
• Potenzprobleme	5.2
• Prostatabeschwerden	5.3
• Hitzewallungen	5.4
• Managersyndrom	5.5
Diabetes*	**7.2**
Leberprobleme	**7.3**
Osteoporose*	**7.4**
Beschwerden des Bewegungsapparates	**7.5**
• Rheuma	
• Weichteilrheuma	
• Arthrose	
• Rückenschmerzen	
Herz-Kreislauf-Beschwerden	**7.6**
• Bluthochdruck	
• Arteriosklerose	
• Herzinfarkt*	
• Schlaganfall*	
Krebserkrankungen*	**7.7**
Vergesslichkeit	**7.8**

* Für diese Erkrankungen werden in diesem Buch keine Therapien, sondern Vorsorgeprogramme angeboten.

Adressen

Fastenkliniken (Auswahl)

Weitere Adressen erhalten Sie über die Ärztegesellschaft Heilfasten und Ernährung (siehe Seite 182).

Falkenstein-Klinik
D-01814 Bad Schandau
Telefon (03 50 22) 45-0, www.falkenstein-klinik.de

F.X. MAYR-Kurhaus
D-07973 Greiz
Telefon (0 36 61) 61 06 60, www.biopension-greiz.de/kur.html

Klinik für Naturheilkunde der Freien Universität Berlin im Immanuel-Krankenhaus
D-14109 Berlin
Telefon (0 30) 80 50 50, www.immanuel.de

Reha-Zentrum Lübben
D-15907 Lübben
Telefon (0 35 46) 23 80, www.rehazentrum.com

Krankenhaus Ochsenzoll (Klinikum Nord)
D-22419 Hamburg
Telefon (0 40) 1 81 88 70, www.klinikum-nord.lbk-hh.de

Schloss Warnsdorf
D-23626 Warnsdorf
Telefon (0 45 02) 8 40-0, www.schloss-warnsdorf.de

Klinik Dr. Otto Buchinger
D-31812 Bad Pyrmont
Telefon (0 52 81) 16 60, www.buchinger.de

Schwarzwald Privatklinik Obertal
D-72270 Baiersbronn-Obertal
Telefon (0 74 49) 84-0, www.privatklinik-obertal.de

Krankenhaus für Naturheilweisen
D-81545 München
Telefon (0 89) 6 25 05-0, www.krankenhaus-naturheilweisen.de

Birkle-Klinik
D-88662 Überlingen
Telefon (0 75 51) 8 03-7 26, www.birkle-klinik.de

Klinik Buchinger am Bodensee
D-88662 Überlingen
Telefon (0 75 51) 80 70, www.buchinger.com

Malteser-Klinik Dr. v. Weckbecker GmbH
D-97769 Bad Brückenau
Telefon (0 97 41) 83-0, www.weckbecker.com

Schlosshotel Steinegg AG
CH-8536 Hüttwilen/Thurgau
Telefon (0 52) 7 48 27 27, www.schlosshotel-steinegg.ch

Ayurveda

Habichtswaldklinik
Wigandstraße 1, D-34131 Kassel/Bad Wilhelmshöhe
Telefon (08 00) 8 90 11 00, www.habichtswaldklinik-ayurveda.de

Wichtige Gesellschaften

Ärztegesellschaft Heilfasten und Ernährung e.V.
Wilhelm-Beck-Straße 27, D-88662 Überlingen
Telefon (0 75 51) 8 07-8 25
www.aerztegesellschaft-heilfasten.de

Deutscher Zentralverein homöopathischer Ärzte e.V.
Am Hofgarten 5, D-53113 Bonn
Telefon (02 28) 2 42 53 30, www.dzvhae.de

Informationsbüro Stiftung Akupunktur
Postfach 101, D-82042 Pullach
Telefon (0 18 05) 25 58 87, www.akupunktur.de

Internationale Gesellschaft für Biologische Medizin e.V.
Postfach 100045, D-76481 Baden-Baden
Telefon (0 72 21) 99 68 67, www.biogesellschaft.de

Internationale Gesellschaft für Homöopathie und Homotoxikologie e.V.
Bahnackerstraße 16, D-76532 Baden-Baden
Telefon (0 72 21) 6 32 52, www.homotox.de

Medizinische Gesellschaft für Qigong Yangsheng
Colmantstraße 9, D-53115 Bonn
Telefon (02 28) 69 60 04, www.qigong-yangsheng.de

Nordic Walking Verband VDNOWAS
Hauptstraße 48, D-95676 Wiesau
Telefon (0 96 34) 91 51 50, www.vdnowas.org

Homöopathie Verband Schweiz
Postfach, CH-8708 Männedorf
Telefon (01) 7 90 28 49, www.hvs.ch

Naturärzte-Vereinigung der Schweiz
Postfach, CH-9101 Herisau
Telefon (0 71) 3 52 58 80, www.naturaerzte.ch

Ärztegesellschaft für klassische Homöpathie
Sekretariat Ingrid Rodinger
Kirchengasse 21, A-5020 Salzburg
Telefon (06 62) 43 78 41, www.aekh.at

Nordic Walking Organisation
Frau Silvia Marx
Josef Haydn Platz 3, A-7431 Bad Tatzmannsdorf
Telefon (0 33 53) 2 54 68, www. nwo.at

Österreichische Qigong-Gesellschaft
Postfach 128, A-1120 Wien
Telefon (06 64) 6 30 30 81 (Evi Steinlechner), www.qigonggesellschaft.at

Österreichische Wissenschaftliche Ärztegesellschaft für Akupunktur
Dr. G. König / I. Wancura
Schwindgasse 3/9, A-1040 Wien
Telefon (01) 5 05 03 92, www.akupunktur.org

Firmenadressen und Bezugsquellen

Nahrungsergänzung

Biostatus – Norbert Arndt
Vattmannstraße 1, D-33100 Paderborn
Telefon (0 52 51) 6 93 29 57, www.bio-status.de

Handelsagentur Boldt & Co. GbR
Murtzaner Ring 24, D-12681 Berlin
Telefon (0 30) 93 55 41 74, Mail: norbert.boldt@web.de

mk-nutripower GmbH
Hans-Böckler-Straße 111, D-55128 Mainz
Telefon (0 61 31) 2 17 09 90, www.mk-nutripower.de

Wilco GmbH
Alois-Wolfmüller-Straße 8, D-80939 München
Telefon (0 89) 3 24 26 20, www.green-foods.de

Mittel zur Stoffwechselreinigung

Gesundheitsberatung Kurt Wenzel
Leubelfingstraße 117, D-90431 Nürnberg
Telefon (09 11) 61 79 25, www.vivawenzel.de

Herbaria Kräuterparadies GmbH
Hagnbergstraße 12, D-83730 Fischbachau
Telefon (0 80 28) 90 57 20, www.herbaria.de

Laetitia Naturprodukte Vertriebs GmbH
Elsässer Straße 4, D-81667 München
Telefon (0 89) 47 96 00, www.bitterstern.de

Naturprodukte Dr. Pandalis GmbH & Co. KG
Füchtenweg 3, D-49219 Glandorf
Telefon (0 54 26) 34 81, www.pandalis.com

Ernährung

Demeter Marktforum
Brandschneise 1, D-64295 Darmstadt
Telefon (0 61 55) 8 46 90, www.demeter.de

Bioland Bundesverband
Kaiserstraße 18, D-55116 Mainz
Telefon (0 61 31) 23 97 90, www.bioland.de

Labordiagnostik

Labor Ganzimmun – Labor für Funktionelle Medizin AG
Hans-Böckler-Straße 109, D-55128 Mainz
Telefon (0 61 31) 7 20 50, www.ganzimmun.de

Medizindiagnostisches Laboratorium
Dr. A. Thomas Endler
Michelbeuerngasse 1 A, A-1090 Wien
Telefon (01) 4 08 31 31, www.laborendler.at

Ortho-Analytik AG
Fluhstraße 30, CH-8640 Rapperswil
Telefon (0 55) 2 10 90 16, www.orthoanalytic.ch

Naturheilkundliche Präparate / Kosmetik

Weleda AG
Möhlerstraße 3, D-73525 Schwäbisch Gmünd
Telefon (0 71 71) 91 90, www.weleda.de

Wala Heilmittel GmbH
Dr. Hauschka Kosmetik
Boßlerweg 2, D-73087 Bad Boll/Eckwälden
Telefon (0 71 64) 93 00, www.wala.de, www.dr.hauschka.de

Elisabeth Løvegal
Braendesmark Urtegaard, DK-3740 Svaneke/Bornholm
Telefon (0 56) 44 33 33, www.bornholmershoppen.dk/urteshop.shtml

Literaturtipps

Elmadfa I, Fritzsche D: **Die große GU Vitamin und Mineralstoff Tabelle.** München, Gräfe & Unzer 2001.

Gündling P W: **Gesundheit für Magen und Darm.** Sanfte Hilfe aus der Natur. Baden-Baden, Aurelia 2003.

Kreuzriegler F, Gollner E, Fichtner H: **Das ist Nordic Walking.** München, Urban & Fischer 2002.

Lützner H: **Wie neugeboren durch Fasten.** München, Gräfe & Unzer 2004.

Mieg R: **Krankheitsherd Zähne.** München, Haug 2003.

Olschewski A: **Progressive Muskelentspannung.** München, Haug 1996.

Pramann U, Schäufle B: **Nordic Walking für Einsteiger.** München, Südwest 2005.

Scherer D, Poppe T: **Das große Ayurveda-Buch.** München, Hugendubel 2002.

Schleicher P, Witzigmann E: **Die sensationelle Kreta-Diät.** München, Mosaik bei Goldmann 2002.

Wacker S: **Natürlich entgiften.** Gesund sein, gut aussehen, sich fit fühlen. Baden-Baden, Aurelia 2003.

Wolff O: **Was essen wir eigentlich?** Stuttgart, Verlag freies Geistesleben 1996.

Eine Broschüre über Mittelmeerküche können Sie gegen eine Schutzgebühr von fünf Euro zuzüglich Versandkosten bestellen bei:

Deutsche Infarktforschungshilfe e.V.
Tondernstraße 15/17
D-48149 Münster
Telefon: (02 51) 8 49 42 14
Fax: (02 51) 8 49 42 15
Mail: difh.ev@uni-muenster.de

Stichwortregister

Bibliografische Information Der Deutschen Bibliothek
Die Deutsche Bibliothek verzeichnet diese Publikation in der Deutschen Nationalbiografie; detaillierte bibliografische Daten sind im Internet über http://dnb.ddb.de abrufbar.

Bitte beachten: Jeder Benutzer ist angehalten, durch sorgfältige Prüfung der Beipackzettel der verwendeten Präparate und gegebenenfalls auch Rücksprache mit dem Arzt oder Apotheker festzustellen, ob die dort angegebenen Informationen zu Dosierung und Kontraindikationen gegenüber den Angaben in diesem Buch abweichen. Eine Haftung der Autoren oder des Verlages und seiner Beauftragten für Personen-, Sach- und Vermögensschäden ist ausgeschlossen. Zu beachten sind die Hinweise im Text, die auf die Notwendigkeit ärztlicher Untersuchung und Behandlung aufmerksam machen.

Fotos: Dr. Jürgen Beyer, Bonn (4); Bilderbox (13, 14, 15, 31, 51, 65, 66, 71, 78, 99, 112, 139, 148, 153, 166); Botanik-Bildarchiv Laux, Biberach (84, 172); Christian W. Engelbert, Zeven (11)
Zeichnungen: Dr. Ralf Schnelle (10, 12, 17, 18, 21, 53, 58, 89, 100, 124, 134, 168)

1. Auflage 2005
ISBN 3-936676-25-9

Bahnackerstraße 16, 76532 Baden-Baden
info@aurelia-verlag.de
www.aurelia-verlag.de

Grundlayout: Atelier Reichert, Stuttgart
Umschlag, Gestaltung und Satz: Angelika Fabian
Lektorat: Dr. Doortje Cramer-Scharnagl
Druck: Media-Print, Paderborn
Printed in Germany
Artikel-Nr. 49465